糖尿病的中医临床治疗

代 芳 著

华龄出版社
HUALING PRESS

责任编辑：林欣雨

责任印制：李未圻

图书在版编目（CIP）数据

糖尿病的中医临床治疗/代芳著. -- 北京：华龄

出版社，2021.6

ISBN 978-7-5169-1990-3

Ⅰ．①糖… Ⅱ．①代… Ⅲ．①糖尿病-中医治疗法

Ⅳ．①R259.871

中国版本图书馆 CIP 数据核字（2021）第 088354 号

书　　　名：糖尿病的中医临床治疗

作　　　者：代　芳　著

出版发行：华龄出版社

地　　　址：北京市东城区安定门外大街甲 57 号　　邮　　编：100011

电　　　话：010-58122255　　　　　　　　　　传　　真：010-84049572

网　　　址：http://www.hualingpress.com

印　　　刷：三河市嵩川印刷有限公司

版　　　次：2021 年 9 月第 1 版　　　　　　　印　　次：2022 年 1 月第 1 次印刷

开　　　本：710 mm×1000 mm　1/16　　　　印　　张：12.5

字　　　数：220 千字

定　　　价：58.00 元

版权所有　翻印必究

本书如有破损、缺页、装订错误，请与本社联系调换

目　录

第一章 糖尿病基本知识

第一节 血糖概述

血液中所含的葡萄糖,称为血糖,它是糖在人体内的转运形式。血糖是人体生命活动的必需燃料,一切生理活动均依赖它提供热能。也就是说,血糖随着血液被输送到各个组织、器官而被吸收、利用,多余的葡萄糖则转化为脂肪。脂肪生成过多,就会使人肥胖。

血糖过高,超过正常值者可逐渐形成糖尿病;血糖过低,人的生命活动,特别是大脑细胞功能就会发生障碍,临床上出现意识不清、嗜睡、昏迷等症。

一、血糖的来源

血糖主要来自食物中的糖类物质。含糖类物质较多的食物有谷类、糖类及水果。糖可分为多糖、双糖及单糖。米、面及甘薯所含的淀粉是多糖,这种糖是由许多单糖聚合而成;白糖和红糖中的蔗糖及牛乳中的乳糖是双糖,分别由葡萄糖、果糖及半乳糖组成;水果中的糖主要是单糖,常见的单糖有葡萄糖、果糖及半乳糖。只有单糖才能被肠道吸收并进入血液,其中最重要的单糖是葡萄糖,它是人体各器官的主要热能来源。

血糖的来源主要有 3 条途径:

(1)食物中的多糖消化成葡萄糖,吸收入血液循环,是血糖的主要来源。

(2)空腹时血糖来自肝脏,肝脏储有肝糖原,需要时肝糖原分解生成葡萄糖,进入血液,以补充血中的葡萄糖,使血糖不至于过低。

(3)从蛋白质消化吸收来的氨基酸或脂肪分解来的甘油及由肌肉生成的乳酸,都可通过糖的异生过程转变为葡萄糖,既可直接补充饥饿时的葡萄糖水平,又可进一步转化为肝糖原,而肝糖原于需要时又可转变为葡萄糖。糖异生也是重要的葡萄糖来源。

二、血糖的去向

在正常情况下,饭后血糖水平升高,但又保持在一定水平,这是因为血糖在胰岛素的作用下,通过 5 个途径进行着代谢转化:

(1)血糖的主要去路是进入机体各器官组织,如大脑、心脏等,作为"燃料"在全身各组织细胞中分解成二氧化碳和水,同时释放出大量热能,供人体利用,以维持生命活动。

(2)少部分进入各组织细胞,转化为细胞的组成部分。

(3)进入肝脏,转化为肝糖原储存起来。

(4)进入肌肉组织,转化成肌糖原储存起来。

(3)进入脂肪组织,转化为脂肪储存起来(图 1-1)。

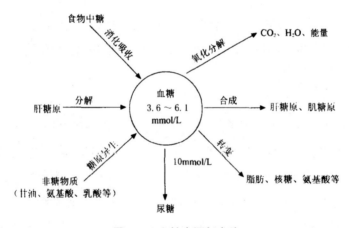

图 1-1　血糖来源与去路

三、正常人每天血糖的变化情况

正常生理情况下,血糖的来源与去路保持动态平衡,故血糖浓度相对恒定,并维持组织细胞正常的糖代谢。这对保证组织器官,特别是脑组织的正常生理活动具有重要意义。

正常人进餐后 1 小时血糖达 7.8~8.9mmol/L,最高不超过 10.0mmol/L。这是因饭后从肠道吸收的葡萄糖逐渐增多,而导致高血糖。高血糖刺激胰岛 B 细胞分泌胰岛素,胰岛素通过抑制肝糖原的分解和减少糖原的异生,促进葡萄糖转化为肝糖原,进入肌肉、脂肪等组织,从而阻断血糖的来源,加速血糖的利用,使饭后血糖不至过度升高。正常人饭后 2 小时,血糖及血浆胰岛素都会下降至饭前水平。由此可见,正常人一日三餐,24 小时内就有 6 小时血糖偏高,其余 18 小时血糖都维持在空腹水平。

正常人空腹时并不会出现低血糖,并能使血糖维持在正常范围(正常人空腹血浆中血糖为 3.6~6.1mmol/L)。这是因为空腹时胰岛素分泌减少;胰升糖素分泌增加,促进肝糖原的分解及糖异生,使血糖增高;同时生长激素分泌增多,抑制人体内各组织细胞对血糖的利用,从而保证最重要器官——脑得到充分的血糖供应。

四、血糖的测定方法

血糖的高低,可用生物化学方法测定,常用方法如下:

1. 葡萄糖氧化酶法

空腹血糖正常值全血为 3.6~5.3mmol/L,血浆为 3.9~6.1mmol/L。因葡萄糖氧化酶是对葡萄糖的反应,能干扰测定结果的物质较少,故此法特异性强,准确度较高。

2. 邻甲苯胺法

空腹血糖正常值全血为 3.3~5.6mmol/L,血浆为 3.9~6.4mmol/L。此法结果可靠,因血中绝大部分的非糖物质及抗凝剂氟化物同时被沉淀下来,不易出现假性过高或过低。

3. 葡萄糖耐量试验

空腹时抽静脉血测血糖,然后在 5 分钟内喝完 300mL 内含 75g 葡萄糖的糖水,分别于 0.5 小时、1 小时、2 小时、3 小时采静脉血测血糖。儿童服糖量按 1.75g/kg 体重计算,但最大限量为 75g。结果判断见表 1-1。

表 1-1　糖耐量试验结果判断表　　　　　　　（mmol/L）

测定时间	正常	糖耐量减低
空腹	3.6~6.1	5.6~7.8
餐后 1 小时	≤11.1	
餐后 2 小时	≤7.8	7.8~11.1

测定时间	正常	糖耐量减低
餐后 3 小时	≤6.1	

4. 血糖仪

血糖仪体积小巧,操作简单,可立即显示检测结果,目前已普遍用于临床血糖监测。其原理同葡萄糖氧化酶法。

第二节　尿　糖

一、什么是尿糖

尿糖主要指尿中的葡萄糖,也包括果糖和半乳糖等。正常人流经肾小管的葡萄糖几乎全部被重新吸收,尿中糖的量甚少,24 小时为 30~90mg,一般方法测不出来,所以正常人尿糖为阴性。当 24 小时尿中葡萄糖排出量大于 150mg 时,尿中葡萄糖定性试验可呈阳性。一般说,只有当血糖超过 8.9mmol/L 时,糖才能较多地从尿中排出,形成尿糖。

二、尿糖定性测定方法

1. 班氏试剂法(铜还原法)

(1)班氏法原理:葡萄糖含有醛基,在热碱溶液中能将硫酸铜中的二价铜离子还原为氧化亚铜中的一价铜离子,而析出棕红色沉淀。

(2)具体方法:在试管内加入班氏液 20 滴,再加尿液 2 滴,加热沸腾,冷却后观察是否有棕红色或绿色沉淀物,有沉淀即尿糖定性阳性。

2. 试纸法

(1)试纸法原理:试纸法又称葡萄糖氧化酶试纸法。其原理为葡萄糖氧化酶使尿中的葡萄糖氧化为葡萄糖酸并释放出过氧化氢。有过氧化物酶存在时,碘化钾被过氧化氢氧化,变为绿色至棕色,与比色板对比即可得到定性结果。

(2)具体方法:将尿糖试纸放入尿液中,约 5 秒钟后取出,在规定的时间内(一般为 1 分钟），自然光或日光灯下与标准比色板比较判定结果，以"＋"表示。

三、24 小时尿糖定置

1. 意义

24 小时尿糖定量能比较准确地了解全天尿糖排出总量，是一种能较准确地反映糖尿病病情轻重及血糖控制水平的指标。

2. 标本留取方法

晨起后固定时间（如早晨 7 时）排掉残尿，注意这次尿不应包括在所留 24 小时尿中。以后每次排尿全部留在一个便器中保存，直至第二天早晨同一时点（如早晨 7 时）最后一次尿排入便器中为止，这样留的尿就是 24 小时尿。将所留尿液混匀，用量筒量出所留尿液的总量，将数字记录在化验单上，再取出 100mL 尿液送医院化验。

3. 24 小时尿糖测定注意事项

由于留尿时间比较长，为保证实验结果准确，必须准确收集 24 小时尿液并记录尿量。夏天留尿必须加入防腐剂，以免细菌分解尿中的糖分，造成尿糖测定结果的假性偏低。

4. 24 小时尿糖定量的正常值

24 小时尿糖定量的正常值为 $0.56 \sim 5.0 \text{mmol}/(\text{L} \cdot 24\text{h})$。

四、测 7 次尿糖的方法

通常是指早、午、晚餐前半小时，早、午、晚餐后 2 小时及睡前留取的 7 次尿液，将所留的 7 次尿分别进行尿糖测定，称 7 次尿糖。分别反映餐前、餐后及睡前尿糖的情况，间接地反映血糖水平。7 次尿标本留取时，须注意在留尿前半小时排空膀胱，即在留取待测的尿前半小时，要把以前的尿排掉，以免受膀胱内残余尿中含糖量的干扰。如要留取中午 12 时的尿，应在 11 时 30 分排 1 次尿丢弃，到 12 时再留尿检查，这才是午餐前的 1 次尿，否则早餐后若没有排过尿，午餐前留的尿就分不清是早餐后的还是午餐前的，测出的尿糖就不可靠了。

五、测四段尿糖的方法

四段尿：第一段尿，早饭后到午饭前（7 时 30 分～11 时 30 分）；第二段尿，午饭后到晚饭前(11 时 30 分~17 时 30 分);第三段尿,晚饭后到晚上睡前(17 时 30 分~21 时 30 分);第四段尿,睡觉前到次日早饭前(21 时 30 分~次日晨 7 时 30 分)。将每段尿分别保留,记录每段尿量。若一段尿有几次尿,应将几次尿混合,进行每段尿糖定性检测。必要时,根据尿量及尿糖定性计算每段尿糖的定量。

四次尿:即指三餐前半小时及睡前半小时共四次留尿,测定尿量及尿糖定性。

让糖尿病患者留四次尿,目的是通过检查尿量及尿糖观察病情变化,为调整药物及饮食量提供依据。

六、尿量与尿糖的关系

一般可根据尿量及尿糖定性估计尿中排糖量。

尿糖(+)含糖 27.75mmol/L;

尿糖(++)含糖 55.50mmol/L;

尿糖(+++)含糖 83.25mmol/L;

尿糖(++++)含糖 111.00mmol/L。

一般情况下,血糖越高,尿量越多,尿中排出的糖也越多。若某患者全天尿量 2500mL,尿糖定性均为(++++),那么每天从尿中排出的糖为 50g 或 50g 以上。若经治疗后全天尿量为 1500mL,但定性仍为(++++),那么治疗后每天从尿中排出的糖为 30g,说明治疗还是有效的。因此,在观察病情变化时不但要看尿糖几个加号,还须注意尿量。一般尿量减少,说明病情有所改善。

七、血糖与尿糖的控制标准

糖尿病的控制标准目前国内尚缺乏统一的意见,一般认为除临床症状改善、体重恢复到标准体重±5%以内外,还应包括血糖、尿糖控制的指标(表 1-2)。

表1-2　血糖、尿糖控制标准

化验指标	理想控制	较好控制	一般控制	差
空腹血糖(mmol/L)	6.1	7.2	8.3	
餐后1小时血糖(mmol/L)	8.3	10.0	11.1	
餐后2小时血糖(mmol/L)	7.2	8.3	10.0	达不到一般控
餐后3小时血糖(mmol/L)	6.1	7.2	8.3	制指标要求
24小时尿糖定量(g/24h)	<5	<10	<15	
糖基化血红蛋白(%)	<6	<8	<10	

　　为长期较好地控制血糖,糖尿病患者应勤查尿糖,定期复查血糖。表中血糖包括:空腹,餐后1、2、3小时血糖,若患者不能全部做到,仅查空腹血糖及餐后2小时血糖也可以。糖基化血红蛋白能反映2个月内血糖控制的总情况,可作为糖尿病患者长期血糖控制的指标。

第三节　酮　体

一、酮体的产生与引起酸中毒的机制

　　人体利用糖和脂肪产生热能,当体内葡萄糖供应不足或对热能需要增加时,脂肪分解加速,血液中脂肪酸浓度增高,从血液进入肝脏的脂肪酸增多,脂肪在肝脏内分解的产物——酮体增多。正常情况下,机体产生少量酮体,随着血液运送到心脏、肾脏和骨骼肌等组织,作为热能来源可被利用,血中浓度一般不超过45~140μmol/L,尿中测不出酮体,所以正常人尿酮体应是阴性。如果酮体产量超过机体可能利用的限度(正常人一天最多只能利用相当于6.28kJ的β-羟丁酸的酮体),多余的酮体通过尿液排出体外,形成酮尿。酮体是酸性物质,在体内积蓄过多时,可使血液变酸,引起酸中毒。

二、非糖尿病患者出现酮症的原因

1. 饥饿或呕吐

由于体内葡萄糖来源缺乏或很少,脂肪分解加速,尿中出现酮体。

2. 过度劳累的体力活动

体力劳动过度后,体内消耗过多的葡萄糖,有暂时性的葡萄糖供应缺乏,因而脂肪分解,产生过多酮体,从尿中排出。

3. 发热

高热时体内葡萄糖消耗增多,脂肪分解加速,尿中也可以出现酮体。

4. 摄入脂肪过多

饮食中脂肪量过多,含糖类太少,如果脂肪总量超过葡萄糖总量的 1.5 倍,饮食本身就成为葡萄糖不足、脂肪分解加速的原因。

三、酮体的测定

测定尿酮体可用酮体粉检查,但目前多用酮体试纸测试,其方法如下:将尿酮体试纸浸入尿液中,约 1 秒钟后取出,2 分钟后观察试纸颜色变化,并与标准色板对照,即可得出检测结果。若呈淡黄色,则尿酮体阴性;呈深黄色,则尿酮体(+);呈淡紫色,则尿酮体(++);呈紫色,则尿酮体(+++);呈深紫色,则尿酮体(++++)。

使用酮体试纸时应注意试纸是否过期,必要时与酮体粉检测结果对比。使用酮体试纸时应一次性取出所需试纸,迅速盖紧瓶盖,保存在阴凉干燥处。

糖尿病患者当出现下述情况时,要自测尿酮体:①血糖超过 13.9mmol/L;②因各种原因停止治疗时;③伤风感冒或身体不适;④患感染性疾病;⑤手术前后;⑥呕吐或胃部不适;⑦妊娠;⑧极度紧张。若尿酮体在"++"或 40mg/dl 以上,应迅速到医院就诊。

第四节 胰腺、胰岛与胰岛素

一、胰腺

胰腺是人体的重要腺体之一,它能产生多种消化酶和激素,在人体的消化、营养、代谢方面发挥着非常重要的作用。

胰腺为灰白色、质较软、呈细分叶状的长条体。全长 12~25cm,宽 3~9cm,厚 3~9cm,重 60~160g。分为头、颈、体、尾四个部分。位于上腹部胃的后下方,十二指肠旁边,相当于第 12 胸椎和第 1、2 腰椎的高度并横跨脊柱。体表投影:胰腺上缘相当于脐上 10cm,下缘相当于脐上 5cm。

二、胰岛

在胰腺内散在分布着 100 万~200 万个细胞群,叫作"胰岛",其体积占整个胰腺的 1%~2%,共 1~2g。胰岛自胰头至胰尾分布数量逐渐增多。

1. 胰岛内有 4 种细胞,各自分泌着各自的激素

(1)A 细胞(α 细胞),占胰岛细胞总量的 20%~25%,分泌胰高糖素。

(2)B 细胞(β 细胞),占胰岛细胞总数的 60%~75%,分泌胰岛素。

(3)D 细胞(δ 细胞),约占胰岛细胞总数的 5%,分泌生长抑素。

(4)PP 细胞,分泌胰多肽。

胰岛中 B 细胞含量最多,分泌激素的量也最大,所以可以认为,分泌胰岛素是胰岛的最主要功能。上述各种细胞分泌不同的激素,这些激素互相调节,共同维持血糖的稳定。

2. 4 种激素的相互调节

(1)胰高糖素能促进生长抑素及胰岛素分泌。

(2)生长抑素可抑制胰高糖素及胰岛素分泌。

(3)胰岛素抑制胰高糖素分泌,并能抑制在体内被胰高糖素激活的 D 细胞分泌。在体外,胰岛素对生长抑素分泌的作用不一。

(4)胰多肽在生理浓度下,对 A、B、D 细胞无影响,药物剂量的胰多肽能诱发 A

及 B 细胞的分泌。

三、胰岛素

胰岛素是一种蛋白质类激素,由 51 个氨基酸组成,是人体内最主要的降糖激素。B 细胞每天分泌适量的胰岛素,首先经门静脉入肝,其中有 40% ~ 50% 在肝内分解,其余进入血液循环。一部分与乙种球蛋白相结合,一部分呈游离状态。胰岛素的主要生理功能是与其靶细胞上的受体结合,促进细胞外的葡萄糖进入这些细胞,以便产生可利用的热能和变成糖原储存起来,同时抑制糖原重新分解成葡萄糖,从而使血糖降低。此外,胰岛素能促进脂肪组织摄取葡萄糖合成脂肪,抑制脂肪分解和酮体产生;还能促进肌肉摄取葡萄糖合成肌糖原,作为热能储存并促进肌蛋白的合成等。

胰岛素的分泌量主要靠血中葡萄糖浓度来调节。另外,人体内含有多种激素,如胰高糖素、生长激素、皮质激素、生长激素释放抑制激素、促胃液素(胃泌素)、儿茶酚胺等均能影响胰岛素的分泌。胰岛素分泌不足,无论是绝对不足还是相对不足,都会造成血糖升高,甚至引起糖尿病。

1. 胰岛素的分泌

胰岛素在胰岛 B 细胞中合成,其控制基因在第 11 对染色体短臂上。基因正常则生成的胰岛素结构正常;若基因突变生成的胰岛素结构则不正常,为变异胰岛素。在 B 细胞的细胞核中,第 11 对染色体短臂上胰岛素基因区 DNA 向 mRNA 转录,mRNA 从细胞核移向细胞质的内质网,转译成氨基酸相连的长肽——前胰岛素原,前胰岛素原经过蛋白水解作用除弃前肽,生成胰岛素原。胰岛素原随细胞质中的微泡进入高尔基体,由 86 个氨基酸组成的长肽链——胰岛素原在高尔基体中经蛋白酶水解生成胰岛素及 C 肽,分泌到 B 细胞外,进入血液循环中。未经蛋白酶水解的胰岛素原,一小部分随胰岛素进入血液循环,胰岛素原的生物活性仅及胰岛素的 5%。

胰岛素的分子量大约为 6000,由两条氨基酸肽链组成。A 链有 21 个氨基酸,B 链有 30 个氨基酸。A、B 链之间有两处二硫键相连。胰岛 B 细胞中储备胰岛素约 200U,每天分泌约 40U。空腹时,血浆胰岛素浓度为 5 ~ 15μU/mL。进餐后血浆胰岛素水平可增加 5 ~ 10 倍。胰岛素的生物合成速度受血浆葡萄糖浓度的影响,当血糖浓度升高时,B 细胞中胰岛素原含量增加,胰岛素合成加速。

胰岛素是与 C 肽以相等分子数分泌进入血液的。临床上使用胰岛素治疗的患者,血清中存在胰岛素抗体,影响放射免疫方法测定血胰岛素水平,在这种情况下可通过测定血浆 C 肽水平了解内源性胰岛素分泌状态。

2. 影响胰岛素分泌的因素

体内胰岛素的分泌主要受以下四个因素影响:

(1)血糖浓度是影响胰岛素分泌的最重要因素。口服或静脉注射葡萄糖后,胰岛素释放呈双相反应。早期快速相,门静脉血浆中胰岛素在 2 分钟内即达到最高值,随即迅速下降;延迟缓慢相,10 分钟后血浆胰岛素水平又逐渐上升,一直延续 1 小时以上。早期快速相显示葡萄糖促使储存的胰岛素释放;延迟缓慢相显示胰岛素的合成和胰岛素原转变的胰岛素。

(2)进食含蛋白质较多的食物后,血液中氨基酸浓度升高,胰岛素分泌也增加。精氨酸、赖氨酸、亮氨酸和苯丙氨酸均有较强的刺激胰岛素分泌的作用。

(3)进餐后胃肠道激素增加,可促进胰岛素分泌,如促胃液素(胃泌素)、促胰液素(胰泌素)、胃抑肽、肠血管活性肽都可刺激胰岛素分泌。

(4)自主神经功能状态可影响胰岛素分泌。迷走神经兴奋可促进胰岛素分泌;交感神经兴奋则抑制胰岛素分泌。

3. 胰岛素的作用

胰岛素主要在肝脏、肌肉及脂肪组织中控制着糖类、蛋白质、脂肪三大营养物质的代谢和储存。

(1)对糖代谢的影响:能加速葡萄糖的利用和抑制葡萄糖的生成,使血糖的去路增加而来源减少,于是血糖降低。

①加速葡萄糖的利用:胰岛素能提高细胞膜对葡萄糖的通透性,促进葡萄糖由细胞外转运到细胞内,为组织利用糖提供有利条件,又能促进葡萄糖激酶(肝内)和己糖激酶(肝外)的活性,促进葡萄糖转变为 6-磷酸葡萄糖,从而加速葡萄糖的酵解和氧化,并在糖原合成酶作用下促进肝糖原和肌糖原的合成和储存。

②抑制葡萄糖的生成:能抑制肝糖原分解为葡萄糖,以及抑制甘油、乳酸和氨基酸转变为糖原,减少糖原的异生。

(2)对脂肪代谢的影响:促进脂肪的合成和储存,抑制脂肪的分解。糖尿病患者糖代谢障碍,脂肪大量动员,产生大量游离脂肪酸在肝脏氧化为乙酰辅酶 A,然后变为酮体,若酮体产生过多,则出现酮血症。胰岛素能抑制脂肪分解,并促进糖的利用,从而抑制酮体产生,纠正酮血症。

(3)对蛋白质代谢的影响:促进蛋白质的合成,阻止蛋白质的分解。

(4)胰岛素可促进钾离子和镁离子穿过细胞膜进入细胞内,可促进脱氧核糖核酸(DNA)、核糖核酸(RNA)及三磷腺苷(ATP)的合成。

另外,葡萄糖在红细胞及脑细胞膜的进出、葡萄糖在肾小管的重吸收以及小肠黏膜上皮细胞对葡萄糖的吸收,都不受胰岛素的影响。

胰岛素作用的靶细胞主要有肝细胞、脂肪细胞、肌肉细胞、血细胞、肺脏和肾脏的细胞、睾丸细胞等。

4.体内对抗胰岛素的激素以及对糖代谢的影响

体内对抗胰岛素的激素主要有胰升糖素、肾上腺素及去甲肾上腺素、肾上腺皮质激素、生长激素等。它们都能使血糖升高。

(1)胰升糖素:胰升糖素由胰岛 A 细胞分泌,在调节血糖浓度中对抗胰岛素。胰升糖素的主要作用是迅速使肝脏中的糖原分解,促进肝脏葡萄糖的产生并进入血液循环,以提高血糖水平。胰升糖素还能加强肝细胞摄入氨基酸。胰升糖素因能促进肝外组织的脂解作用,增加甘油输入肝脏,提供大量的糖异生原料而加强糖异生作用。胰升糖素与胰岛素共同协调血糖水平的动态平衡。

进食糖类(碳水化合物)时,产生大量葡萄糖,从而刺激胰岛素的分泌,同时胰升糖素的分泌受到抑制,胰岛素与胰升糖素比值明显上升,此时肝脏从生成葡萄糖为主的组织转变为将葡萄糖转化为糖原和储存糖原的器官。

饥饿时,血液中胰升糖素水平显著上升而胰岛素水平下降。糖异生及糖原分解加快,肝脏不断地将葡萄糖输送到血液中。同时由于胰岛素水平降低,肌肉和脂肪组织利用葡萄糖的能力降低,主要是利用脂肪酸,从而节省葡萄糖,以保证大脑等组织有足够的葡萄糖供应。

(2)肾上腺素及去甲肾上腺素:肾上腺素是肾上腺髓质分泌的,去甲肾上腺素是交感神经末梢分泌的。当精神紧张或寒冷刺激时,交感神经处在兴奋状态,肾上腺素和去甲肾上腺素分泌增多,使肝糖原分解输出增多,阻碍葡萄糖进入肌肉及脂肪组织细胞,使血糖升高。

(3)生长激素及生长激素抑制素

①生长激素:由腺垂体(垂体前叶)分泌,它能促进人的生长,且能调节体内的

物质代谢。生长激素主要通过抑制肌肉及脂肪组织利用葡萄糖,同时促进肝脏中的糖异生作用及糖原分解,从而使血糖升高。生长激素可促进脂肪分解,使血浆中游离脂肪酸增多。饥饿时胰岛素分泌减少,生长激素分泌增多,于是血中葡萄糖利用减少及脂肪利用增多,此时血浆中葡萄糖及游离脂肪酸含量上升。

②生长激素抑制素:由胰岛 D 细胞分泌。生长激素释放抑制素不仅抑制垂体生长激素的分泌,而且在生理情况下有抑制胰岛素及胰升糖素分泌的作用。但生长激素释放抑制素本身对肝葡萄糖的产生或循环中葡萄糖的利用均无直接作用。

(4)肾上腺糖皮质激素:肾上腺糖皮质激素是由肾上腺皮质分泌的(主要为皮质醇,即氢化可的松),能促进肝外组织中的蛋白质分解,使氨基酸进入肝脏增多,又能诱导糖异生有关的各种关键酶的合成,因此,促进糖异生,使血糖升高。

四、胰岛素原

胰岛素原是一种单链多肽,它是胰岛素的前体物质。在胰岛素合成过程中,人体最早合成的是由 109 个氨基酸组成的前胰岛素原,它很快脱去一个由 23 个氨基酸组成的前肽,生成由 86 个氨基酸组成的胰岛素原,胰岛素原经胰蛋白酶和羧肽酶的作用,脱去中间的 C 肽,剩下由两头的 A 链和 B 链组成的胰岛素,即 1 分子的胰岛素原分解成 1 分子的胰岛素和 1 分子的 C 肽,同时脱去 4 个碱性氨基酸。胰岛素原的分子和胰岛素显著不同,降糖活性也比胰岛素差,但有时在测定过程中难以与胰岛素区分开。有人认为,2 型糖尿病患者体内胰岛素原水平过高,真正的胰岛素不多,所以,虽然测定时显得胰岛素较高,实际有降糖作用的胰岛素并不很多。

五、胰岛素受体

人体内有很多种激素,每种激素都有自己的特殊结构。在人体的细胞膜上,也有相应的特殊结构,两者结合后就启动了细胞内部一定的生理效应。我们把细胞膜上的这种特殊结构叫作"受体"。一种受体只能与其相应的一种激素结合,这一特性就叫作受体的"特异性"。各种激素都是通过与它们的受体相结合而发挥作用的,各种激素的受体都有高度的亲和力和特异性。胰岛素受体是由糖和蛋白质结合而成的,位于胰岛素靶细胞的胞膜上,如脂肪细胞、肝细胞和肌肉细胞的膜上。胰岛素能与胰岛素受体结合,使这些细胞发生结构和功能上的改变,使细胞外的葡萄糖、氨基酸等营养物质容易进入细胞,并使细胞内的酶等活性物质也被激活,从而调节糖、脂肪、蛋白质、核糖核酸等重要物质的合成与代谢。胰岛素受体的数量和亲和力的正常是保证胰岛素发挥降糖作用的先决条件,如果胰岛素受体数目减少,或其亲和力下降,都会引起血糖的升高。

第五节　糖尿病的分型和病因

糖尿病是一组由多病因引起以慢性高血糖为特征的代谢性疾病,是由于胰岛素分泌和(或)利用缺陷所引起。长期碳水化合物以及脂肪、蛋白质代谢紊乱可引起多系统损害,导致眼、肾、神经、心脏、血管等组织器官慢性进行性病变、功能减退及衰竭;病情严重或应激时可发生急性严重代谢紊乱,如糖尿病酮症酸中毒(DKA)、高渗高血糖综合征。

我国传统医学中糖尿病属"消渴"症范畴,早在公元前 2 世纪,《黄帝内经》已有论述。

糖尿病是由遗传和环境因素的复合病因引起的临床综合征,但目前其病因和发病机制仍未完全阐明。

糖尿病是常见病、多发病,是严重威胁人类健康的世界性公共卫生问题。目前在世界范围内,糖尿病患病率、发病率急剧上升,近年来,国内糖尿病患病率呈逐渐攀升趋势。调查数据显示:"在我国 20 岁以上的人群中,男性和女性的糖尿病患病率分别达 10.6% 和 8.8%,总体糖尿病患病率为 9.7%,由此,推算出全国糖尿病总患病人数约为 9200 万人。"2019 年中国糖尿病患病人数约为 1.16 亿人,中国已成为全球糖尿病患病人数最多的国家;与此同时,糖尿病患者数量仍在持续快速增长。预测 2040 年中国糖尿病患病人群数量将达 1.51 亿人。我国胰岛素市场增长速度也超过了全球平均增速。

近年来,随着我国经济的高速发展、生活方式西方化和人口老龄化,肥胖率上升,我国糖尿病患病率也呈快速增长趋势。糖尿病前期的比例更高。更为严重的是我国约有 60% 的糖尿病病人未被诊断,而已接受治疗者,糖尿病控制状况也很不理想。另外,儿童和青少年 2 型糖尿病的患病率显著增加,目前已成为超重和肥胖儿童的关键健康问题。近年来,国内糖尿病患病率呈逐渐攀升趋势。

一、糖尿病分型

糖尿病的分型是依据对糖尿病的病理生理、病因和临床表现的认识而建立的综合分型,随着对糖尿病本质认识的进步和深化而逐渐丰富,但目前的认识尚不完善,故现行的分型分类方法是暂时的,今后还会不断修改。

目前国际上通用 WHO 糖尿病专家委员会提出的分型标准(1999):

(一)1 型糖尿病(Type 1 Diabetes Mellitus,T1DM)

胰岛 β 细胞破坏,常导致胰岛素绝对缺乏。

1. 免疫介导性

(1A)急性型及缓发型。

2. 特发性

(1B)无自身免疫证据。

(二)2 型糖尿病(Type 2 Diabetes Mellitus,T2DM)

从以胰岛素抵抗为主伴胰岛素进行性分泌不足,到以胰岛素进行性分泌不足为主伴胰岛素抵抗。

(三)其他特殊类型糖尿病

是在不同水平上(从环境因素到遗传因素或两者间的相互作用)病因学相对明确的一类高血糖状态。

1. 胰岛 β 细胞功能的基因缺陷

①青年人中的成年发病型糖尿病(Maturity – Onset Diabetes Mellitus of the Young,MODY);②线粒体基因突变糖尿病;③其他。

2. 胰岛素作用的基因缺陷

A 型胰岛素抵抗、妖精貌综合征、拉布森·门登霍尔(Rabson–Mendenhall)综合征、脂肪萎缩型糖尿病等。

3. 胰腺外分泌疾病

胰腺炎、创伤/胰腺切除术、胰腺肿瘤、胰腺囊性纤维化病、血色病、纤维钙化性胰腺病等。

4. 内分泌疾病

肢端肥大症、库欣综合征、胰高血糖素瘤、嗜铬细胞瘤、甲状腺功能亢进症、生长抑素瘤、醛固酮瘤及其他。

5. 药物或化学品所致的糖尿病

Vacor(N-3 吡啶甲基 N-P 硝基苯尿素)、喷他脒、烟酸、糖皮质激素、甲状腺激素、二氮嗪、β 肾上腺素能激动剂、噻嗪类利尿剂、苯妥英钠、α-干扰素及其他。

6. 感染

先天性风疹、巨细胞病毒感染及其他。

7. 不常见的免疫介导性糖尿病

僵人(Stiff-Man)综合征、抗胰岛素受体抗体及其他。

8. 其他与糖尿病相关的遗传综合征

Down 综合征、Klinefelter 综合征、Tumer 综合征、Wolfram 综合征、Friedreich 共济失调、Huntington 舞蹈病、Laurence-Moon-Beidel 综合征、强直性肌营养不良、卟啉病、Prader-Willi 综合征及其他。

(四)妊娠糖尿病(Gestational Diabetes Mellitus,GDM)

指妊娠期间发生的不同程度的糖代谢异常。

不包括孕前已诊断或已患糖尿病的病人,后者称为糖尿病合并妊娠。

糖尿病病人中 T2DM 最多见,占 90%~95%。T1DM 在亚洲较少见,但在某些国家和地区发病率较高;估计我国 T1DM 占糖尿病的比例小于 5%。

二、病因、发病机制和自然史

糖尿病的病因和发病机制极为复杂,至今未完全阐明。不同类型其病因不尽相同,即使在同一类型中也存在异质性。总的来说,遗传因素及环境因素共同参与其发病。胰岛素由胰岛 β 细胞合成和分泌,经血液循环到达体内各组织器官的靶细胞,与特异受体结合并引发细胞内物质代谢效应,在这过程中任何一个环节发生异常均可导致糖尿病。

在糖尿病的自然进程中,无论其病因如何,都会经历几个阶段:病人已存在糖尿病相关的病理生理改变(如自身免疫抗体阳性、胰岛素抵抗、胰岛 β 细胞功能缺陷)相当长时间,但糖耐量仍正常;随病情进展首先出现糖调节受损(Impaired Glucose Regulation,IGR),包括空腹血糖受损(Impaired Fasting Glucose,IFG)和(或)糖耐量减退(Impaired Glucose Tolerance,IGT),IGR 代表了正常葡萄糖稳态和糖尿病高血糖之间的中间代谢状态;最后发展至糖尿病。

（一）T1DM

绝大多数是自身免疫性疾病，遗传因素和环境因素共同参与其发病。某些外界因素（如病毒感染、化学毒物和饮食等）作用于有遗传易感性的个体，激活 T 淋巴细胞介导的一系列自身免疫反应，引起选择性胰岛 β 细胞破坏和功能衰竭，体内胰岛素分泌不足进行性加重，最终导致糖尿病。近年来证实，随着儿童青少年超重和肥胖发病率的升高，部分 T1DM 也存在胰岛素抵抗，后者在 T1DM 的发病和（或）加速病情恶化中也起一定作用。T1DM 的发病环节和临床表现具有高度异质性。

1. 遗传因素

在同卵双生子中 T1DM 同病率达 30%～40%，提示遗传因素在 T1DM 发病中起重要作用。T1DM 遗传易感性涉及 50 多个基因，包括 HLA 基因和非 HLA 基因，现尚未被完全识别。已知位于 6 号染色体短臂的 HLA 基因为主效基因，贡献了遗传易感性的 50%，其他为次效基因。HLA－Ⅰ、Ⅱ类分子参与了 CD4+T 淋巴细胞及 CD8+杀伤 T 淋巴细胞的免疫耐受和免疫损伤，从而参与了 T1DM 的发病。特定的 HLA 基因和单倍体与 T1DM 发病有关：DR3－DQ2/DR4－DQ8 为易感基因，易感基因有促发个体产生自身抗体和胰岛炎的倾向，但尚不足以引起显性糖尿病。其他基因可能也参与了 T1DM 的易感性：如 INS 5 VNTR（胰岛素基因的非编码启动区，染色体 11p）可能影响胰岛素基因的表达，继而影响胸腺对胰岛素反应 T 淋巴细胞的选择；CTLA4（细胞毒性淋巴细胞抗原 A 基因，染色体 2q）在 T 淋巴细胞作用和调控中起作用；PTPN22（非受体型蛋白酪氨酸磷酸酶 N22 基因，染色体 1p）也是 T 淋巴细胞作用的调控因子等。近年还发现许多调节 β 细胞凋亡和胰岛素分泌的基因也参与从胰岛炎进展为糖尿病的过程。同时，表观遗传学调控影响基因表达和功能也可能在 T1DM 的发病中起重要作用。

T1DM 存在着遗传异质性，遗传背景不同的亚型其病因、发病机制及临床表现不尽相同。

2. 环境因素

过去 40 年中，全世界的 T1DM 的发病率上升了数倍，提示环境因素在 T1DM 发病中起重要作用。

（1）病毒感染：已知与 T1DM 发病有关的病毒包括风疹病毒、腮腺炎病毒、柯萨奇病毒、脑心肌炎病毒和巨细胞病毒等，近年肠道病毒也备受关注。病毒感染可直

接损伤 β 细胞,迅速、大量破坏 β 细胞或使细胞发生微细变化,数量逐渐减少。病毒感染还可损伤 β 细胞而暴露其抗原成分、打破自身免疫耐受,进而启动自身免疫反应,现认为这是病毒感染导致 β 细胞损伤的主要机制。同时,基于 T1DM 动物模型的研究发现胃肠道中微生物失衡也可能与该病的发生有关。

(2)化学毒物和饮食因素:链脲佐菌素和四氧嘧啶糖尿病动物模型以及灭鼠剂吡甲硝苯脲所造成的人类糖尿病属于非免疫介导性 β 细胞破坏(急性损伤)或免疫介导性 β 细胞破坏(小剂量、慢性损伤)。但目前尚未识别出明确的致病因素。

3. 自身免疫

许多证据支持 T1DM 为自身免疫性疾病:①遗传易感性与 HLA 区域密切相关,而 HLA 区域与免疫调节以及自身免疫性疾病的发生有密切关系;②常伴发其他自身免疫性疾病,如桥本甲状腺炎、Addison 病等;③早期病理改变为胰岛炎,表现为淋巴细胞浸润;④已发现近 90% 新诊断的 T1DM 病人血清中存在针对 P 细胞的单株抗体;⑤动物研究表明,免疫抑制治疗可预防小剂量链脲佐菌素所致的动物糖尿病;⑥同卵双生子中有糖尿病的一方从无糖尿病一方接受胰腺移植后迅速发生胰岛炎和 β 细胞破坏。

(1)体液免疫:已发现 90% 新诊断的 T1DM 病人血清中存在针对 β 细胞的单株抗体,比较重要的有多株胰岛细胞抗体(ICA)、胰岛素抗体(IAA)、谷氨酸脱羧酶抗体(GADA)、蛋白质酪氨酸磷酸酶样蛋白抗体(IA-2A 及 IA-2BA)、锌转运体 8 抗体(ZnT8A)等。出现两种自身抗体阳性,今后发生 T1DM 的可能性达 70%,因此胰岛细胞自身抗体检测可预测 T1DM 的发病及确定高危人群,并可协助糖尿病分型及指导治疗。

(2)细胞免疫:细胞免疫异常在 T1DM 发病中起更重要作用。细胞免疫失调表现为致病性和保护性 T 淋巴细胞比例失衡及其所分泌细胞因子或其他介质相互作用紊乱,其间关系错综复杂,一般认为发病经历 3 个阶段:①免疫系统被激活;②免疫细胞释放各种细胞因子;③胰岛 β 细胞受到激活的 T 淋巴细胞影响,或在各种细胞因子或其他介质单独或协同作用下,受到直接或间接的高度特异性的自身免疫性攻击,导致胰岛炎。T1DMβ 细胞破坏可由于坏死或凋亡,其中凋亡更为重要。

4. T1DM 的自然史

T1DM 的发生发展经历以下阶段:①个体具有遗传易感性,临床无任何异常。

②某些触发事件如病毒感染引起少量 P 细胞破坏并启动长期、慢性的自身免疫过程;此过程持续性或间歇性,其间伴随 β 细胞的再生。③出现免疫异常,可检测出各种胰岛细胞抗体。④β 细胞数目开始减少,仍能维持糖耐量正常。⑤β 细胞持续损伤达到一定程度时(儿童青少年起病者通常只残存 10%～20%β 细胞,成年起病者,起病时残存的 β 细胞可达 40%),胰岛素分泌不足,出现糖耐量降低或临床糖尿病,需用外源胰岛素治疗。⑥β 细胞几乎完全消失,需依赖外源胰岛素维持生命。但 T1DM 的自然病程在不同个体发展不同,儿童青少年起病者往往进展较快,而成年起病者进展较慢,有时与 MODY 或 T2DM 在临床上难以鉴别。

(二)T2DM

也是由遗传因素及环境因素共同作用而引起的多基因遗传性复杂病,是一组异质性疾病,目前对 T2DM 的病因和发病机制仍然认识不足。

1. 遗传因素与环境因素

同卵双生子中 T2DM 的同病率接近 100%,但起病和病情进程则受环境因素的影响而变异甚大。其遗传特点为:①参与发病的基因很多,分别影响糖代谢有关过程中的某个中间环节,而对血糖值无直接影响;②每个基因参与发病的程度不等,大多数为次效基因,可能有个别为主效基因,每个基因只是赋予个体某种程度的易感性,并不足以致病,也不一定是致病所必需;③多基因异常的总效应形成遗传易感性。环境因素包括年龄增长、现代生活方式、营养过剩、体力活动不足、子宫内环境以及应激、化学毒物等。在遗传因素和上述环境因素共同作用下所引起的肥胖,特别是中心性肥胖,与胰岛素抵抗和 T2DM 的发生密切相关。

2. 胰岛素抵抗和 β 细胞功能缺陷

β 细胞功能缺陷导致不同程度的胰岛素缺乏和组织(特别是骨骼肌和肝脏)的胰岛素抵抗是 T2DM 发病的两个主要环节。不同病人其胰岛素抵抗和胰岛素分泌缺陷在发病中的重要性不同,同一病人在疾病进程中两者的相对重要性也可能发生变化。在存在胰岛素抵抗的情况下,如果 β 细胞能代偿性增加胰岛素分泌,则可维持血糖正常;当 β 细胞功能无法代偿胰岛素抵抗时,就会发生 T2DM。

(1)胰岛素抵抗:胰岛素降低血糖的主要机制包括抑制肝脏葡萄糖产生、刺激内脏组织(如肝脏)对葡萄糖的摄取以及促进外周组织(骨骼肌、脂肪)对葡萄糖的利用。胰岛素抵抗指胰岛素作用的靶器官(主要是肝脏、肌肉和脂肪组织)对胰岛素作用的敏感性降低。

胰岛素抵抗是 T2DM 的特性,现认为可能是多数 T2DM 发病的始发因素,且产生胰岛素抵抗的遗传背景也会影响 P 细胞对胰岛素抵抗的代偿能力。但胰岛素抵抗的发生机制至今尚未阐明。目前主要有脂质超载和炎症两种论点:脂肪细胞增大致血液循环中游离脂肪酸(FFA)及其代谢产物水平增高以及在非脂肪细胞(主要是肌细胞、肝细胞、胰岛 β 细胞)内沉积,从而抑制胰岛素信号转导;增大的脂肪细胞吸引巨噬细胞,分泌炎症性信号分子(如 TNF-α、抵抗素、IL-6 等),通过 Jun 氨基端激酶(JNK)阻断骨骼肌内的胰岛素信号转导;两者相互交叉,互有补充。

(2)β 细胞功能缺陷:在 T2DM 的发病中起关键作用,β 细胞对胰岛素抵抗的失代偿是导致 T2DM 发病的最后共同机制。从糖耐量正常到 IGT 到 T2DM 的进程中,β 细胞功能呈进行性减退。

β 细胞功能缺陷主要表现为:①胰岛素分泌量的缺陷:T2DM 早期空腹胰岛素水平正常或升高,葡萄糖刺激后胰岛素分泌代偿性增多;随着疾病进展,胰岛素最大分泌水平降低。②胰岛素分泌模式异常:静脉注射葡萄糖后第一时相胰岛素分泌减弱或消失;口服葡萄糖耐量试验中早时相胰岛素分泌延迟、减弱或消失;疾病早期第二时相(或晚时相)胰岛素分泌呈代偿性升高及峰值后移。病情进一步发展则对葡萄糖和非葡萄糖刺激反应均减退。胰岛素脉冲式分泌缺陷:胰岛素快速分泌减弱及昼夜节律紊乱。③胰岛素分泌质的缺陷:胰岛素原/胰岛素的比例增加。

目前造成胰岛 β 细胞缺陷的病因和易感因素、导致 β 细胞损害的启动因素和加重机制仍不明确。可能涉及多因素,且可能主要是由基因决定的。在糖尿病发病过程中,线粒体功能异常、三羧酸循环碳的提供和消耗异常、AMPK/丙二酰辅酶 A、TG/FFA 循环、β 细胞合成和分泌胰岛素的生物学过程的障碍、子宫内或生命早期的内分泌激素改变和营养不良等引起的 β 细胞数量减少等都可能是 β 细胞缺陷的先天因素;糖脂毒性、氧化应激、内质网应激等则可能是 β 细胞缺陷的始动因素;而糖脂毒性、氧化应激和内质网应激、胰岛炎症、糖基化终末产物在胰岛堆积、胰岛脂肪和(或)淀粉样物质沉积等,导致 β 细胞对葡萄糖的敏感性下降、β 细胞低分化(或转分化)和(或)过度凋亡等使 β 细胞的结构和功能进一步恶化。

3. 胰岛 α 细胞功能异常和肠促胰岛素分泌缺陷

胰岛中 α 细胞分泌胰高血糖素在保持血糖稳态中起重要作用。正常情况下,进餐后血糖升高刺激早时相胰岛素分泌和胰高血糖素样多肽-1(GLP-1)分泌,抑制 α 细胞分泌胰高血糖素,从而使肝糖输出减少,防止出现餐后高血糖。T2DM 病人由于胰岛 β 细胞数量明显减少,α/β 细胞比例显著增加;同时 α 细胞对葡萄糖的敏感性下降,从而导致胰高血糖素分泌增多,肝糖输出增加。

肠促胰岛素 GLP-1 由肠道 L 细胞分泌,主要生物作用包括刺激 β 细胞葡萄糖介导的胰岛素合成和分泌、抑制胰高血糖素分泌。其他生物学效应包括延缓胃内容物排空、抑制食欲及摄食、促进 β 细胞增殖和减少凋亡、改善血管内皮功能和保护心脏功能等。GLP-1 在体内迅速被 DPP-Ⅳ 降解而失去生物活性,其血浆半衰期不足 2 分钟。已证实,T2DM 病人负荷后 GLP-1 的释放曲线低于正常个体;提高 T2DM 病人 GLP-1 水平后,可观察到葡萄糖依赖性的促胰岛素分泌和抑制胰高血糖素分泌,并可恢复 α 细胞对葡萄糖的敏感性。

胰岛 α 细胞功能异常和 GLP-1 分泌缺陷在 T2DM 发病中也起重要作用。

4. 肠道

近年研究表明,T2DM 病人肠道菌群结构及功能与健康人不同,肠道菌群可能通过干预宿主营养及能量的吸收利用、影响体质量和胆汁酸代谢、促进脂肪的合成及储存、影响慢性低度炎症反应等机制参与 T2DM 的发生发展。

5. T2DM 的自然史

T2DM 早期存在胰岛素抵抗而 β 细胞可代偿性增加胰岛素分泌时,血糖可维持正常;当 β 细胞无法分泌足够的胰岛素以代偿胰岛素抵抗时,则会进展为 IGR 和糖尿病。IGR 和糖尿病早期不需胰岛素治疗的阶段较长,部分病人可仅通过生活方式干预即可使血糖得到控制,多数病人则需在此基础上使用口服降糖药使血糖达理想控制;随 β 细胞分泌胰岛素功能进行性下降,病人需应用胰岛素控制高血糖,但不依赖外源胰岛素维持生命;但随着病情进展,相当一部分病人需用胰岛素控制血糖及维持生命。

第六节　糖尿病的临床表现和诊断

一、临床表现

（一）基本临床表现

1. 代谢紊乱症状群

血糖升高后因渗透性利尿引起多尿，继而口渴多饮；外周组织对葡萄糖利用障碍，脂肪分解增多，蛋白质代谢负平衡，渐见乏力、消瘦，儿童生长发育受阻；病人常有易饥、多食。故糖尿病的临床表现常被描述为"三多一少"，即多尿、多饮、多食和体重减轻。可有皮肤瘙痒，尤其外阴瘙痒。血糖升高较快时可使眼房水、晶状体渗透压改变而引起屈光改变致视物模糊。许多病人无任何症状，仅于健康检查或因各种疾病就诊化验时发现高血糖。

2. 并发症和（或）伴发病

见下文。

（二）常见类型糖尿病的临床特点

1. T1DM

（1）免疫介导性 T1DM（1A 型）：诊断时临床表现变化很大，可以是轻度非特异性症状、典型三多一少症状或昏迷。多数青少年病人起病较急，症状较明显；如未及时诊断治疗，当胰岛素严重缺乏时，可出现糖尿病酮症酸中毒（详见下文"DKA"）。多数 T1DM 病人起病初期都需要胰岛素治疗，使代谢恢复正常，但此后可能有持续数周至数个月不等的时间需要的胰岛素剂量很小，即所谓"蜜月期"，这是由于 β 细胞功能得到部分恢复。某些成年病人起病缓慢，早期临床表现不明显，经历一段或长或短的不需胰岛素治疗的阶段，称为"成人隐匿性自身免疫性糖尿病（latent autoimmune diabetes in adults，LADA）"。多数 1A 型病人血浆基础胰岛素水平低于正常，葡萄糖刺激后胰岛素分泌曲线低平。胰岛 P 细胞自身抗体检查可以呈阳性。

（2）特发性 T1DM（1B 型）：通常急性起病，β 细胞功能明显减退甚至衰竭，临床上表现为糖尿病酮症甚至酸中毒,但病程中 β 细胞功能可以好转以至于一段时期无需继续胰岛素治疗。β 细胞自身抗体检查阴性。病因未明,其临床表型的差异反映出病因和发病机制的异质性。诊断时需排除单基因突变糖尿病。

2. T2DM

为一组异质性疾病。可发生在任何年龄,但多见于成人,常在 40 岁以后起病;多数起病隐匿,症状相对较轻,半数以上无任何症状;不少病人因慢性并发症、伴发病或仅于健康检查时发现,常有家族史。很少自发性发生 DKA,但在应激、严重感染、中断治疗等诱因下也可发生。临床上与肥胖症、血脂异常、高血压等疾病常同时或先后发生。由于诊断时病人所处的疾病病程不同,其 β 细胞功能表现差异较大,有些早期病人进食后胰岛素分泌高峰延迟,餐后 3~5 小时血浆胰岛素水平不适当地升高,引起反应性低血糖,可成为这些病人的首发临床表现。

3. 某些特殊类型糖尿病

(1)青年人中的成年发病型糖尿病(MODY):是一组高度异质性的单基因遗传病,目前已确定至少有 13 个亚型。主要临床特征:①有三代或以上家族发病史,且符合常染色体显性遗传规律;②发病年龄小于 25 岁;③无酮症倾向,至少 5 年内不需用胰岛素治疗。

(2)线粒体基因突变糖尿病:临床特征为①母系遗传;②发病早,β 细胞功能逐渐减退,自身抗体阴性;③身材多消瘦;④常伴神经性耳聋或其他神经肌肉表现。

(3)糖皮质激素所致糖尿病:部分病人应用糖皮质激素后可诱发或加重糖尿病,常常与剂量和使用时间相关,多数病人停用后糖代谢可恢复正常。无论以往有否糖尿病,使用糖皮质激素时均应监测血糖,及时调整降糖方案,首选胰岛素控制高血糖。

4. 妊娠糖尿病

GDM 通常是在妊娠中、末期出现,一般只有轻度无症状性血糖增高。GDM 妇女分娩后血糖一般可恢复正常,但未来发生 T2DM 的风险显著增加,故 GDM 病人应在产后 4~12 周筛查糖尿病,并长期追踪观察。

二、并发症

(一)急性严重代谢紊乱

指 DKA 和高渗高血糖综合征,见下文。

(二)感染性疾病

糖尿病容易并发各种感染,血糖控制差者更易发生也更严重。肾盂肾炎和膀胱炎多见于女性病人,容易反复发作,严重者可发生肾及肾周脓肿、肾乳头坏死。疖、痈等皮肤化脓性感染可反复发生,有时可引起脓毒血症,皮肤真菌感染如足癣、体癣也常见。真菌性阴道炎和巴氏腺炎是女性病人常见并发症,多为白念珠菌感染所致。糖尿病合并肺结核的发生率显著增高,病灶多呈渗出干酪性,易扩展播散,且影像学表现多不典型,易致漏诊或误诊。

(三)慢性并发症

可累及全身各重要器官,可单独出现或以不同组合同时或先后出现。并发症可在诊断糖尿病前已存在,有些病人因并发症作为线索而发现糖尿病。在我国,糖尿病是导致成人失明、非创伤性截肢、终末期肾脏病的主要原因。糖尿病使心脏、脑和周围血管疾病风险增加 2~7 倍;与非糖尿病人群相比,糖尿病人群全因死亡、心血管病死亡、失明和下肢截肢风险均明显增高。其中心血管疾病是糖尿病病人致残致死的主要原因。

慢性并发症发病机制极其复杂,尚未完全阐明,认为与遗传易感性、胰岛素抵抗、高血糖、慢性低度炎症状态、血管内皮细胞功能紊乱、血凝异常等多种因素有关。高血糖导致血管损伤与多元醇途径激活、晚期糖基化终末产物形成增加、蛋白激酶 C 途径激活及己糖胺通路激活等有关;高血糖时线粒体电子传递链过氧化物产生过量引起氧化应激,是以上各条途径的共同机制。

1. 微血管病变

微血管是指微小动脉和微小静脉之间、管腔直径在 $100\mu m$ 以下的毛细血管及微血管网。微血管病变是糖尿病的特异性并发症,其典型改变是微血管基底膜增厚和微循环障碍。主要危险因素包括长糖尿病病程、血糖控制不良、高血压、血脂异常、吸烟、胰岛素抵抗等,遗传背景在发病中也起重要作用。微血管病变可累及全身各组织器官,主要表现在视网膜、肾、神经和心肌组织,其中以糖尿病肾病和视网膜病变尤为重要。

(1)糖尿病肾病:慢性肾脏病变(chronic kidney disease,CKD)的一种重要类型,是终末期肾衰竭的主要原因,是 T1DM 的主要死因。在 T2DM,其严重性仅次于心、脑血管疾病。常见于病史超过 10 年的病人。糖尿病微血管病变主要引起肾小球病变,病理改变有 3 种类型:①结节性肾小球硬化型:有高度特异性;②弥漫性肾小球硬化型:最常见,对肾功能影响最大,但特异性较低,类似病变也可见于系膜毛细血管性肾小球肾炎和系统性红斑狼疮等疾病;③渗出性病变:特异性不高,也可见于慢性肾小球肾炎。近年发现,肾小管间质病变(如肾间质纤维化、肾小管萎缩等)的发生可以早于肾小球病变,且在肾功能损害进展中起重要作用。肾活检所见组织学改变与临床表现和肾功能损害程度之间缺乏恒定的相关性。

T1DM 所致肾损害的发生、发展可分五期,T2DM 导致的肾损害也参考该分期。①Ⅰ期:为糖尿病初期,肾小球超滤过是此期最突出特征,肾体积增大,肾小球入球小动脉扩张,肾血浆流量增加,肾小球内压增加,肾小球滤过率(GFR)明显升高。②Ⅱ期:肾小球毛细血管基底膜(GBM)增厚及系膜基质轻度增宽;尿白蛋白排泄率(UAER)多数正常,可间歇性增高(如运动后、应激状态),GFR 轻度增高。③Ⅲ期:早期糖尿病肾病期,GBM 增厚及系膜基质增宽明显,小动脉壁出现玻璃样变。出现持续微量白蛋白尿,UAER 持续在 $20 \sim 200 \mu g/min$(正常$<10 \mu g/min$),GFR 仍高于正常或正常。④Ⅳ期:临床糖尿病肾病期,肾小球病变更重,部分肾小球硬化,灶状肾小管萎缩及间质纤维化。尿蛋白逐渐增多,UAER$>200 \mu g/min$,相当于尿蛋白总量$>0.5g/24h$;GFR 下降。可伴有水肿和高血压,肾功能逐渐减退,部分病人可表现为肾病综合征。⑤Ⅴ期:尿毒症,多数肾单位闭锁,UAER 降低,血肌酐升高,血压升高。美国糖尿病协会(ADA)推荐筛查和诊断微量白蛋白尿采用测定即时尿标本的白蛋白/肌酐比率$<30 \mu g/mg$、$30 \sim 299 \mu g/mg$ 和 $\geqslant 300 \mu g/mg$ 分别定义为正常、微量白蛋白尿和大量白蛋白尿。

糖尿病病人除可发生肾脏微血管病变外,也常合并高血压、血脂异常、动脉粥样硬化症及其他慢性肾脏疾病,这些因素共同引起及促进了糖尿病 CKD 的发生和发展,且多数糖尿病 CKD 的发病涉及多个因素,临床很难截然区别。病理检查在慢性肾损害病因鉴别中具有重要价值,临床鉴别困难时可行肾穿刺病理检查以协助诊断。CKD 的分期及评估指标见慢性肾衰竭章节。

(2)糖尿病视网膜病变:病程超过 10 年的糖尿病病人常合并程度不等的视网

膜病变,是失明的主要原因之一。2002年国际临床分级标准依据散瞳后检眼镜检查,将糖尿病视网膜改变分为两大类六期。Ⅰ期:微血管瘤、小出血点;Ⅱ期:出现硬性渗出;Ⅲ期:出现棉絮状软性渗出;Ⅳ期:新生血管形成、玻璃体积血;Ⅴ期:纤维血管增殖、玻璃体机化;Ⅵ期:牵拉性视网膜脱离、失明。以上Ⅰ～Ⅲ期为非增殖期视网膜病变(NPDR),Ⅳ～Ⅵ期为增殖期视网膜病变(PDR)。当出现PDR时,常伴有糖尿病肾病及神经病变。

(3)其他:心脏微血管病变和心肌代谢紊乱可引起心肌广泛灶性坏死,称为糖尿病心肌病,可诱发心力衰竭、心律失常、心源性休克和猝死。可与其他心脏病共存,预后更差。

2. 动脉粥样硬化性心血管疾病(ASCVD)

动脉粥样硬化的易患因素如肥胖、高血压、血脂异常等在糖尿病(主要是T2DM)人群中的发生率均明显增高,致糖尿病人群动脉粥样硬化的患病率较高,发病更早,病情进展较快。动脉粥样硬化主要侵犯主动脉、冠状动脉、脑动脉、肾动脉和肢体动脉等,引起冠心病、缺血性或出血性脑血管病、肾动脉硬化、肢体动脉硬化等。

3. 神经系统并发症

可累及神经系统任何一部分,病因复杂,可能涉及动脉粥样硬化血管疾病和微血管病变、代谢因素、自身免疫机制以及生长因子不足等。

(1)中枢神经系统并发症:①伴随严重DKA、高渗高血糖综合征或低血糖症出现的神志改变;②缺血性脑卒中;③脑老化加速及老年性痴呆等。

(2)周围神经病变:常见的类型有①远端对称性多发性神经病变,是最常见的类型,以手足远端感觉运动神经受累最多见。通常为对称性,典型者呈手套或袜套式分布。下肢较上肢严重,先出现肢端感觉异常,可伴痛觉过敏、疼痛,后期感觉丧失,可伴运动神经受累,手足小肌群萎缩,出现感觉性共济失调及神经性关节病(Charcot关节)。腱反射早期亢进、后期减弱或消失,音叉震动感减弱或消失,电生理检查可早期发现感觉和运动神经传导速度减慢。②局灶性单神经病变:可累及任何脑神经或脊神经,但以动眼神经、正中神经及颅神经最常见,一般起病急,表现为病变神经分布区域疼痛,常是自限性。③非对称性的多发局灶性神经病变:指同时累及多个单神经的神经病变。④多发神经根病变(糖尿病性肌萎缩):最常见为腰段多发神经根病变,典型表现为初起股、髋和臀部疼痛,后骨盆近端肌群软弱、萎缩。

诊断糖尿病周围神经病变时需排除其他病因引起的神经病变。

(3)自主神经病变:一般认为有症状者预后不良,多影响胃肠、心血管、泌尿生殖系统等。临床表现为胃排空延迟(胃轻瘫)、腹泻(饭后或午夜)、便秘等;休息时心动过速、直立性低血压、寂静性心肌缺血、QT 间期延长等,严重者可发生心脏性猝死;残尿量增加、尿失禁、尿潴留等;其他还有阳痿、瞳孔改变(缩小且不规则、光反射消失、调节反射存在)、排汗异常(无汗、少汗或多汗)等。

4. 糖尿病足

指与下肢远端神经异常和不同程度周围血管病变相关的足部溃疡、感染和(或)深层组织破坏,是糖尿病最严重和治疗费用最多的慢性并发症之一,是糖尿病非外伤性截肢的最主要原因。轻者表现为足部畸形、皮肤干燥和发凉、胼胝(尚危足);重者可出现足部溃疡、坏疽。

5. 其他

糖尿病还可引起视网膜黄斑病、白内障、青光眼、屈光改变、虹膜睫状体病变等。口腔疾病也是常见的糖尿病并发症,而年龄>30 岁的口腔疾病病人不少存在糖代谢异常。皮肤病变也很常见,某些为糖尿病特异性,大多数为非特异性。糖尿病病人某些癌症如肝癌、胰腺癌、膀胱癌等的患病率升高。此外,抑郁、焦虑和认知功能损害等也较常见。

三、实验室检查

(一)糖代谢异常严重程度或控制程度的检查

1. 尿糖测定

尿糖阳性是诊断糖尿病的重要线索。但尿糖阳性只是提示血糖值超过肾糖阈(约 10mmol/L),因而尿糖阴性不能排除糖尿病可能。并发肾脏病变时,肾糖阈升高,虽然血糖升高,但尿糖阴性。肾糖阈降低时,虽然血糖正常,尿糖可阳性。

2. 血糖测定和口服葡萄糖耐量试验(Oral Glucose Tolerance Test,OGTT)

血糖升高是诊断糖尿病的主要依据,也是判断糖尿病病情和控制情况的主要指标。血糖值反映的是瞬间血糖状态,常用葡萄糖氧化酶法测定。抽静脉血或取毛细血管血,可用血浆、血清或全血。如血细胞比容正常,血浆、血清血糖数值比全血血糖可升高 15%。诊断糖尿病时必须用静脉血浆测定血糖,治疗过程中随访血糖控制情况可用便携式血糖计测定末梢血糖。

当血糖高于正常范围而又未达到糖尿病诊断标准时,须进行 OGTT。OGTT 应在无摄入任何热量 8 小时后,清晨空腹进行,成人口服 75g 无水葡萄糖,溶于250～300ml 水中,5～10 分钟内饮完,测定空腹及开始饮葡萄糖水后 2 小时静脉血浆葡萄糖。儿童服糖量按 1.75g/kg 计算,总量不超过 75g。

如下因素可影响 OGTT 结果的准确性:试验前连续 3 日膳食中糖类摄入受限、长期卧床或极少活动、应激情况、应用药物(如噻嗪类利尿剂、β 受体阻断剂、糖皮质激素等)、吸烟等。因此急性疾病或应激情况时不宜行 OGTT。试验过程中,受试者不喝茶及咖啡、不吸烟、不做剧烈运动,试验前 3 天内摄入足量碳水化合物,试验前 3～7 天停用可能影响结果的药物。

3. 糖化血红蛋白(GHbA1)和糖化血浆白蛋白测定

GHbA1 是葡萄糖或其他糖与血红蛋白的氨基发生非酶催化反应(一种不可逆的蛋白糖化反应)的产物,其量与血糖浓度呈正相关。GHbA1 有 a、b、c 三种,以GHbA1c(HbA1c)最为主要。正常人 HbA1c 占血红蛋白总量的 3%～6%,不同实验室之间其参考值有一定差异。血糖控制不良者 HbA1c 升高,并与血糖升高的程度和持续时间相关。由于红细胞在血液循环中的寿命约为 120 天,因此 HbA1c 反映病人近 8～12 周平均血糖水平。需要注意 HbA1c 受检测方法、有否贫血和血红蛋白异常疾病、红细胞转换速度、年龄等诸多因素的影响。另外,HbA1c 不能反映瞬时血糖水平及血糖波动情况,也不能确定是否发生过低血糖。

血浆蛋白(主要为白蛋白)同样也可与葡萄糖发生非酶催化的糖化反应而形成果糖胺(fructosamine,FA),其形成的量也与血糖浓度和持续时间相关,正常值为1.7～2.8mmol/L。由于白蛋白在血中半衰期为 19 天,故 FA 反映病人近 2～3 周内平均血糖水平,为糖尿病病人近期病情监测的指标。

(二)胰岛 β 细胞功能检查

1. 胰岛素释放试验

正常人空腹基础血浆胰岛素为 35～145μmol/L(5～20mU/L),口服 75g 无水葡萄糖(或 100g 标准面粉制作的馒头)后,血浆胰岛素在 30～60 分钟上升至高峰,峰值为基础值的 5~10 倍,3~4 小时恢复到基础水平。本试验反映基础和葡萄糖介导的胰岛素释放功能。胰岛素测定受血清中胰岛素抗体和外源性胰岛素干扰。

2. C 肽释放试验

方法同上。正常人空腹基础值不小于 400μmol/L,高峰时间同上,峰值为基础值的 5~6 倍,也反映基础和葡萄糖介导的胰岛素释放功能,C 肽测定不受血清中的胰岛素抗体和外源性胰岛素影响。

3. 其他检测 β 细胞功能的方法

如静脉注射葡萄糖-胰岛素释放试验和高糖钳夹试验可了解胰岛素释放第一时相;胰高血糖素-C 肽刺激试验和精氨酸刺激试验可了解非糖介导的胰岛素分泌功能等,可根据病人的具体情况和检查目的而选用。

(三)并发症检查

急性严重代谢紊乱时的酮体、电解质、酸碱平衡检查,心、肝、肾、脑、眼科、口腔以及神经系统的各项辅助检查等。

(四)有关病因和发病机制的检查

GADA、ICA、IAA、IA-2A 及 ZnT8A 的联合检测,胰岛素敏感性检查,基因分析等。

四、诊断与鉴别诊断

在临床工作中要善于发现糖尿病,尽可能早期诊断和治疗。糖尿病诊断以血糖异常升高作为依据,血糖的正常值和糖代谢异常的诊断切点是依据血糖值与糖尿病和糖尿病特异性并发症(如视网膜病变)发生风险的关系来确定。应注意如单纯检查空腹血糖,糖尿病漏诊率高,应加验餐后血糖,必要时进行 OGTT。诊断时应注意是否符合糖尿病诊断标准、分型、有无并发症(及严重程度)和伴发病或加重糖尿病的因素存在。

1. 诊断线索

①"三多一少"症状。②以糖尿病各种急慢性并发症或伴发病首诊的病人。③高危人群:有 IGR 史;年龄 ≥45 岁;超重或肥胖;T2DM 的一级亲属;GDM 史;多囊卵巢综合征;长期接受抗抑郁症药物治疗等。

此外,45 岁以上健康体检或因各种疾病、手术住院时应常规排除糖尿病。

2.诊断标准

我国目前采用国际上通用 WHO 糖尿病专家委员会(1999)提出的诊断和分类标准(表 1-3 和表 1-4),要点如下:

表 1-3　糖尿病诊断标准
(WHO 糖尿病专家委员会报告,1999 年)

诊断标准	静脉血浆葡萄糖水平(mmol/L)
(1)糖尿病症状加随机血糖	≥11.1
或	
(2)空腹血糖(FPG)	≥7.0
或	
(3)OGTT2 小时血糖(2hPG)	≥11.1

注:若无典型"三多一少"的症状,需再测一次予以证实,诊断才能成立。随机血糖不能用来诊断 IFG 或 IGT。

表 1-4　糖代谢状态分类
(WHO 糖尿病专家委员会报告,1999 年)

糖代谢分类	静脉血浆葡萄糖(mmol/L)	
	空腹血糖(FPG)	糖负荷后 2 小时血糖(2hPG)
正常血糖(NGR)	<6.1	<7.8
空腹血糖受损(IFG)	6.1~<7.0	<7.8
糖耐量减低(IGT)	<7.0	7.8~<11.1
糖尿病(DM)	≥7.0	≥11.1

注:2003 年 11 月 WHO 糖尿病专家委员会建议将 IFG 的界限值修订为 5.6~6.9mmol/L。

(1)糖尿病诊断是基于空腹血糖(Fasting Plasma Glucose,FPG)、随机血糖(任意时间点)或 OGTT 中 2 小时血糖值(2 hours Plasma Glucose,2hPG)。空腹指至少 8 小时内无任何热量摄入;任意时间指一日内任何时间,无论上一次进餐时间及食物摄入量。糖尿病症状指多尿、烦渴多饮和难以解释的体重减轻。FPG 3.9~6.0mmol/L 为正常;6.1~6.9mmol/L 为 IFG;≥7.0mmol/L 应考虑糖尿病。

OGTT2hPG<7.7mmol/L 为正常糖耐量；7.8~11.0mmol/L 为 IGT；≥11.1mmol/L 应考虑糖尿病。

（2）糖尿病的临床诊断推荐采用葡萄糖氧化酶法测定静脉血浆葡萄糖。

（3）对于无糖尿病症状、仅一次血糖值达到糖尿病诊断标准者，须在另一天复查核实而确定诊断；如复查结果未达到糖尿病诊断标准，应定期复查。IFG 或 IGT 的诊断应根据 3 个月内的两次 OGTT 结果，用其平均值来判断。严重疾病或应激情况下，可发生应激性高血糖，但常为暂时性和自限性，因此不能据此时血糖诊断糖尿病，须在应激消除后复查才能明确其糖代谢状况。

（4）儿童糖尿病诊断标准与成人相同。

（5）妊娠糖尿病强调对具有高危因素的孕妇（GDM 个人史、肥胖、尿糖阳性，或有糖尿病家族史者），孕期首次产前检查时，使用普通糖尿病诊断标准筛查孕前未诊断的 T2DM，如达到糖尿病诊断标准即可判断孕前就患有糖尿病。如初次检查结果正常，则在孕 24~28 周行 75gOGTT，筛查有无 GDM，达到或超过下列至少一项指标：FPG≥5.1mmol/L，1hPG≥10.0mmol/L 和（或）2hPG≥8.5mmol/L 可诊断为 GDM。

（6）关于应用 HbA1c 诊断糖尿病 HbA1c 能稳定和可靠地反映病人的预后。ADA 已经将 HbA1c≥6.5% 作为糖尿病的诊断标准，WHO 也建议在条件成熟的地方采用 HbA1c 作为糖尿病的诊断指标。由于我国有关 HbA1c 诊断糖尿病切点的相关资料尚不足，且缺乏 HbA1c 检测方法的标准化，故目前在我国尚不推荐采用 HbA1c 诊断糖尿病。但对于采用标准化检测方法并且有严格质量控制的单位，HbA1c≥6.5% 可作为诊断糖尿病的参考。如果测得的 HbA1c 和血糖水平之间存在明显的不一致，应该考虑由于血红蛋白变异（如血红蛋白病）对 HbA1c 检测干扰的可能性，并考虑用无干扰的方法或血浆血糖的标准诊断糖尿病。

3. 鉴别诊断

注意鉴别其他原因所致的尿糖阳性。

甲亢、胃空肠吻合术后，因碳水化合物在肠道吸收快，可引起进食后 0.5~1 小时血糖过高，出现糖尿，但 FPG 和 2hPG 正常。严重肝病时肝糖原合成受阻，肝糖原贮存减少，进食后 0.5~1 小时血糖过高，出现糖尿，但 FPG 偏低，餐后 2~3 小时血糖正常或低于正常。

4. 分型

最重要的是鉴别 T1DM 和 T2DM, 由于二者缺乏明确的生化或遗传学标志, 分型主要根据临床特点和发展过程, 从发病年龄、起病急缓、症状轻重、体重、有否酮症酸中毒倾向、是否依赖外源胰岛素维持生命等方面, 结合胰岛 β 细胞自身抗体和 β 细胞功能检查结果而进行临床综合分析判断。从上述各方面来说, 二者的区别都是相对的, 有些病人诊断初期可能同时具有 T1DM 和 T2DM 的特点, 暂时很难明确归为 T1DM 或 T2DM, 这时可先做一个临时性分型, 用于指导治疗。然后依据对治疗的初始反应和 P 细胞功能的动态变化再重新评估和分型。此外, 目前临床上诊断的 T2DM 可能是一组异质性疾病, 随着对糖尿病发病机制研究的深入, 将来很可能会有相当一部分归入特殊类型糖尿病。

MODY 和线粒体基因突变糖尿病有一定临床特点, 但确诊有赖于基因检测。

5. 并发症和伴发病的诊断

对糖尿病的各种并发症及经常伴随出现的肥胖、高血压、血脂异常、脂肪肝、阻塞性睡眠呼吸暂停、癌症、认知功能障碍、焦虑症、抑郁症等也须进行相应检查和诊断, 以便及时治疗。

T1DM 应根据症状和体征进行自身免疫性甲状腺疾病、系统性红斑狼疮等筛查。

第二章 中医对糖尿病病因病机的认识

第一节 糖尿病的病因

一、饮食因素

《素问·奇病论》云:"此人必数食甘美而多肥也,肥者令人内热,甘者令人中满,故其气上溢,转为消渴。"久嗜肥厚油腻,停滞于中,每碍脾呆胃,蕴酿成热,热气内积,酷好甘美,多食甜食,甘者令人中满,中州困顿,久郁化热。恣食炙煿煎炸之物,日久燥热伤阴化火。明·秦景明撰,清·秦皇士补辑《症因脉治》说:"酒湿水饮之热,积于其内,时行湿热之气,蒸于其外,内外合受,由积成热,湿热转燥,则三消乃作。"饮酒无度,酒热内蓄。多食精良面食,壅滞于内,体胖热积。久嗜咸味,人血耗津。凡酷好肥厚油腻、甘美甜食、炙煿煎炸、饮酒无度、面食不节、咸味不减,天长日久,终不免脾胃热其阴伤,渐致五脏干燥,三焦猛热,燥热炽盛,伤津耗液,阴液干涸,而罹消渴。这与现代医学所说的糖尿病与饮食过多,过食高热量食物不谋而合。

二、情志因素

五志过极,暴怒伤肝,皆能化火,郁火内生,伤耗阴津,可成消渴。生活节奏加快,精神过度紧张,亦易致消渴。《素问·五变篇》曰:"怒则气上逆,胸中蓄积,……转而为热,热则消肌肤,故为消瘅。"清·叶桂《临证指南医案》说:"心境愁郁,内火自燃,乃消证大病。"所以七情不调,或多怒,或极喜,或过悲,或忧思不解,或惊恐不止,均可以成为消渴的致病因素。消渴患者,亦每因情志变化而加重病情,或愈而复发。消渴为慢性难治之证,患者精神负担较重,不可忽视。

三、房劳不节

房劳过度,肾精亏虚,阴虚肾燥,或真元匮乏,命门火衰,肾气不固,均可导致消渴。肾虚在消渴中的地位尤为重要,而房劳是引起肾虚的主要原因。所以隋·巢元方《诸病源候论》强调"房室过度,致令肾气虚耗,下焦生热,热则肾燥",而患消渴。魏晋隋唐服石成风,故巢元方、孙思邈、王焘等都认为少服五石诸丸散,惧不能房而多服石散,致石气孤立,下焦虚热而成消渴。今之无病之人,惟恐体虚,泛用补品诸液,久服犹嫌不及,当亦属此类。

《备急千金要方》云:"凡人生放恣者众,盛壮之时,不由慎惜,快情纵欲,极意房中,稍至年长,肾气虚竭,百病滋生。"《景岳全书》云:"消渴病,其为病原无肇端,皆青粱肥甘之变,酒色劳伤过度,皆富贵人病之,而贫贱者少有也。"

四、体质因素

素体肥胖,每多痰湿,蕴积脾胃,化热生火,易致消渴。身体丰腴者,又易见阳气不足,阳气虚弱,不能升腾布达津液,饮食不为所用,亦致消渴,故《内经》有言:"消渴为肥贵人之疾。消渴者,中老年人多患,而中老年人体质多虚,脏腑气血渐衰,故易患消渴。"《内经》说男子五八以后,脏腑渐衰,女子五七以后,气血渐少。又说四十岁,脏腑始衰,以后五脏相继虚衰。说明中老年人脏腑气血虚弱是易患消渴的基础。所以说"五脏皆柔弱者,善病消瘅"。

五、瘀血痰浊

气血本为一体,相互为用,消渴日久,多有血脉循行不畅,遂瘀血诸症则现。瘀血之人,亦每导致消渴,清·唐容川《血证论》曰:"瘀血在里则口渴。所以然者,血与气本不相离,内有瘀血,故气不得通,不能载水上升,是以发渴,名曰血渴。瘀血去则不渴矣。"

另外,瘀血在消渴并发症中地位尤显重要,西医所谓心血管病变、神经病变、眼底病变等并发症,中医认为无不是血瘀而为。所以瘀血作为消渴之病因,切不能忽视。

痰浊之成,当责之脾肺。消渴之人,形体多胖,中医认为胖人多痰。燥热之邪,可炼液为痰;饮食诸因,碍滞脾胃,脾失健运,亦生痰浊。所以费伯雄治消之时,每添化痰祛痰之品,认为痰浊既成,每易助虐消渴诸因,使腐化饮食,消烁阴液更为猖猛。再者消渴后期水浊日盛,蒙蔽心神,能致消渴之危证,即西医之酮症酸中毒、肾功能衰竭等。

瘀血与痰浊本为消渴病过程中脏腑功能失调所产生的病理现象,既成瘀血痰浊又可作为病因,在消渴中产生重要作用。

火燥之邪,煎熬津液可成瘀血。阴虚津亏,津血同源,则致阴血虚少,血液浓稠,血行迟缓,易成瘀血。消渴病致气虚,气虚运血无力,鼓动不得,亦成瘀血。肝气郁结,情志不畅,则气滞血瘀。阳虚寒凝,血行艰涩,亦可致血瘀。消渴本为久病顽疾,久病入络,也致瘀血。瘀血已成,使消渴病机虚实错杂更为突出,补虚则碍其实邪,祛邪又伤其正,因而使消渴迁延缠绵,不易速效。瘀血又能加重病情,瘀血能引起津液代谢障碍,津不上承而见其渴,正如唐容川说:"瘀血在里则口渴,所以然者,血与气本不相离,内有瘀血,故气不得通。"

第二节　糖尿病的病机

消渴病机,河间主燥,子和主火,丹溪主阴虚,献可、景岳力倡命门火衰,肾阳不足。近代医家阐发古人之论,或曰阴虚燥热,或曰肾命火衰,或曰脾虚失运,或曰气血瘀阻。有纯从虚论,有从虚实夹杂,本虚标实论,其说甚繁,兹阐述如下。

一、上焦心肺

劳心竭力,营谋强思,用心太过,暗耗心之阴血,以致心火内燔;七情五志过极亦能化火,心主神,内生之火每致心火旺盛而灼伤阴血;心火亢而下劫肾水,或肾水本乏,而不能上济心火,水火不能既济,终成消渴。消渴之于心者,大多不外心火亢而阴血亏也。如戴原礼说:"上消消心,心火炎上","若因用心过度,致心火炎上","若因色欲过度,水火不交,肾水下泄,心火自焚,以致渴者"。

王冰认为《内经》肺消病机是"脏脏消烁,气失所持"。喻昌进一步说:"金者,生水而出高源者也。饮入胃中,游溢精气而上,则肺通调水道而下。今火热入之,高源之水为暴虐所逼,合外饮之水,建瓴而下,饮一溲二,不但不能消外水,且并素蕴水精,竭绝而尽输于下,较大腑之暴注暴泄,尤为甚矣。"李梴认为,消渴"总皆肺被火刑,熏蒸日久,气血凝滞"。楼英亦说,肺藏气,"肺病则津液无气管摄"。一方面,"精微者亦随溲下";另一方面,"筋骨血脉,无津荫以养之"。而发消渴诸症。张元素谓"上消者肺也","知其燥在上焦也"。刘河间亦谓上消病机为"心移热于肺,燥在上焦也"。燥之义,可为病因之燥热,亦可指火热消烁所致水津气液不能疏布之病理现象。通观诸家之论,可知消渴之于肺者,或肺气虚弱,不得以通调水道,水液代谢障碍,或火热燥邪,灼伤肺津,而致肺无津液以输布,亦成消渴。二者相互影响,以致三焦结滞,腠理闭塞,肌肉失养而见多饮不解其渴,多食亦不充其肌肉;水液不入,直趋而下,故见尿频且多,尿有甘味。

肺之气虚火燥,可由本脏固有,亦可由他脏而来。其肺火来源有三:一则胃火上乘,阳明之火熏炙而为;二则五志化火,心火灼肺而得;三则肾中水不制火,火不归元,浮越乘肺而然。如喻昌所说"胃以其热,上输于肺"。《内经》之"心移热于肺"。景岳之"盖水不制火,则火不归原,故有火游于肺而为上消者",均言其来源。

综上所述,皆谓肺之津液,全源于胃而由脾转输升达而主,故《内经》曰:"饮入于胃,游溢精气,脾气散精,上归于肺,……水津四布,五经并行。"脾的传输功能正常,则入胃之水源源而至,达肺之津液续续而来,自然津液可布而燥渴止。脾失转输之日久,而饮入之水虽多,无以达肺润燥平焚之用,反滋害脾之弊,多饮之水夹饮食精微下注而为小便频数,故临床所见上则燥渴为焚,下则水液外流,这种水津分布与代谢的异常显然与脾有关。

二、中焦脾胃

张元素说:"消中者,胃也,渴而饮食多,小便赤黄,热能消谷,知其热在中焦也。"戴原礼说:"中消消脾,脾气热燥,饮食倍常,皆消作小便。"说明中焦脾胃有热,能致消渴。汪昂谓"胃中坚燥",不能消受水之浸润,转乘火热之势,直奔下注而出,溲去而内愈燥。久食肥厚油腻,甘美甜食,炙煿煎炸,咸味面食,酒醴之物,壅郁于中焦,生热化火,邪火杀谷,而为消谷善饥。所人之饮食皆消作小便,不为肌体所用,虽多食却消瘦而尿甜,且疲倦乏力。这种病机,实际上是脾胃不能尽传输之责,化而不输,致津液下渗,水精之气不能上输肺以沛泽肌肤。与一般胃火证口渴欲饮不同,也有别于"胃家实"证之腑气不通。正如《三消论》所言:"盖内消渴之证,乃肠胃之外,燥热痞闭其渗泄之道路,水虽入肠胃之内,不能渗泄于外,故小便数出而复渴。"故知此乃"肠胃燥热怫郁使之然也"。

中焦消渴,胃火炽盛,既可炎上刑金,使肺津更燥,上消愈甚;又可下传于肾,使肾阴亏虚而成下消。喻昌论之甚详。饮食不节,蕴热化火,脾胃燥结,不能传输津液,而致消渴。胃火在消渴证中,可以遍传三焦,故张景岳说:"火在上中二消者,亦无非胃火上炎使然。"

中焦之消渴,初起多为胃火炽盛,久则灼伤脾胃之阴,或投苦寒,火折而阴不复。心肺火旺,耗伤阴血,日久亦每及脾胃之阴不足。肝肾阴虚,水不制火,虚火上浮,亦能灼伤脾胃之阴。素食辛辣之物,过用辛热之药,极思过虑,大病、久病、尤热病后,恙及脾胃,耗伤阴液。如此脾胃阴虚,胃阴虚则虚火愈,脾阴不足则传输更难,中焦失养,健运失司,而中焦之消渴难愈。脾胃阴虚之消渴,可与胃中实火并见,然单纯脾胃阴虚,或阴虚甚而实火微者,亦不乏其例。

消渴之中消者,消谷善饮也,诸家皆责之于胃热,孰不知中消与脾关系更为密切。脾为太阴湿土,胃为阳明阳土,二者以膜相连,脏腑表里相合,同居脘腹中焦,燥润相济,升降有序,纳运配合,脾为胃运化水谷化生之精微,达于五脏六腑,四肢百骸,充养肌肤。若脾不能为胃行其津液,纵然消谷多食,四肢百骸亦得不到水谷之气,筋骨肌肉皆无以充养,而形体日见消瘦,甚则肢体痿废不用。《圣济总录》论消渴并发症始提脾虚,张元素更以白术散以治,李东垣更予提倡,楼英、戴原礼均有补脾益气之法,喻昌论述了补脾益气的理论依据,均论消渴重视脾胃气虚。至今从脾胃气虚论消渴治消渴者,更为广泛。

三、下焦肝肾

肝脏功能失调而影响于消渴,一般表现在两个方面:一则肝失疏泄,累及血瘀、痰凝,影响饮食消化;再则与肾并病,肝肾阴虚而肝阳上亢。肝主疏泄,既能调畅气机,调节气血,又能助脾胃消化,特别是在甘肥厚腻之品的消化中起重要作用。情志失调,精神紧张,则肝郁气滞,易致血瘀痰凝,血瘀和痰浊在消渴中起重要作用。肝体阴用阳,而肝肾同源,消渴之本阴虚而肾阴不足尤为关键,故易致肝肾阴虚,肝阳上亢。

消渴之为病,肾虚病机尤为突出。盖肾为水脏,若真水不竭,则少消渴之患。五脏之津液皆本于肾,肾阴虚则阳亢,渴饮不止而消谷善饥;肾为胃之关,关门不利,则渴饮无度而小便多。加之肾阴亏虚,不制于火,火浮于上,煎熬脏腑,火因水竭而益烈,水因火旺而益涸,故虽多饮而不济于渴。肾阴亏日久,则阴损及阳,以致肾阳不足,或初病火热之邪,易耗元气,亦可使肾阳虚衰,均无力蒸腾水液而为消渴。所以,《近效》谓"三消者,本起于肾虚"。杨士瀛说"肾水不竭,安有所谓渴哉",都指出肾在本病中的地位。因此,消渴之治法,赵献可主张先治肾为急。陈士铎亦说:"消渴之证,虽分上中下,而肾虚以致渴则无不同也,故治消渴之法,以治肾为主。"

　　肾为水火之脏,其阴阳失调,水亏火浮,均与消渴之发生、发展关系密切。消渴病中,肾虚的重要性,一则本身水火阴阳失调,另则肾与其他脏腑的关系密切,就此病而言,可以相互转变、转属。如心肺火盛,易下劫肾阴,脾胃化生不足,后天无以补充先天,肾精亦可亏乏,上、中焦消渴日久病重,均能波及于肾。肾水不足,不济心肺,则心肺阴虚而火炽愈烈,肾中虚火不归其原,浮溢心肺、脾胃,则益煽火势,更耗其阴。肾阳衰微,不能温煦脾胃,则健运之责更失。如此相互影响,可成上、中、下三焦合病,致使消渴益深而痼疾难愈。

第三章　中医对糖尿病的分型及诊断

第一节　分　型

中医对糖尿病的辨证分型至今尚缺乏统一标准,主要分型有:

一、根据临床主要症状分型

在中医文献中常把消渴病分为上、中、下三消论治。上消主症为烦渴多饮、口干舌燥;中消主症为多食易饥,形体消瘦,大便干结;下消主症为尿频量多,尿如脂膏。这种分类方法有些片面,因为临床上三多症状并不是截然分开的,往往同时存在,仅表现程度上有轻重不同而已,故治疗上应三焦兼顾、三消同治。《医学心悟·三消》篇说:"治上消者宜润其肺,兼清其胃""治中消者宜清其胃,兼滋其肾""治下消者宜滋其肾,兼补其肺"可谓经验之谈。

二、根据阴阳盛衰分型

分为阴虚型、阳虚型、阴阳两虚型。中国中医研究院广安门医院分为阴虚热盛型、气阴两虚型、阴阳两虚型。

三、阴阳辨证与脏腑辨证、气血津液辨证相结合分型

北京协和医院祝谌予老师分为阴虚型、阴虚火旺型、气阴两虚型、气阴两虚火旺型、阴阳两虚型、阴阳两虚火旺型、血瘀型共七个证型。1991年全国中医糖尿病学会辨证标准协作组通过1504例糖尿病临床观察分为五期五型论治。五期为糖尿病前期(Ⅰ期)、糖尿病症状期(Ⅱ期)、并发症早期(Ⅲ期)、并发症中期(Ⅳ期)、并发症晚期(Ⅴ期)。

Ⅰ期:糖尿病前期
形体多数超重或肥胖,食欲旺盛,貌似健壮,精力体力有所减退。

无典型的糖尿病症状。

空腹血糖正常或稍高,但餐后有高血糖及糖尿,口服葡萄糖耐量试验异常,血脂多数偏高。

可伴有Ⅰ期高血压,无其他血管神经并发症。

病机特点:阴虚为主。

Ⅱ期:糖尿病症状期

典型的糖尿病症状如多饮、多尿、多食、消瘦、乏力等。

血糖、尿糖、糖基化血红蛋白均增高,血脂多数偏高。

可伴有高血压,无其他血管神经并发症。

病机特点:阴虚化热。

Ⅲ期:并发症早期

出现临床血管神经并发症,具有下列一项者:

(1)早期神经病变:电生理检查运动或感觉神经传导速度减慢,或自主神经功能紊乱或自主神经功能检查异常。

(2)荧光血管造影或眼底镜检查:视网膜病变Ⅰ~Ⅱ期。

(3)早期糖尿病肾病:在排除泌尿系感染、酮症酸中毒、心力衰竭、原发性高血压、运动等情况下,尿白蛋白排泄率 $20\sim200\mu g/min(30\sim300mg/24h)$。

(4)可伴有大血管病变:如高血压、冠心病、下肢血管病等。

病机特点:气阴两虚,络脉瘀阻。

Ⅳ期:并发症中期

并发症加重至功能失代偿,具备下列一项者:

(1)糖尿病视网膜病变Ⅲ~Ⅴ期。

(2)临床糖尿病肾病(尿蛋白>0.5g/24h)至肾功能失代偿。

(3)糖尿病性心脏病至心功能失代偿。

(4)典型的糖尿病神经病变表现,如肢体麻木疼痛、肌肉萎缩、顽固性腹泻、阳痿、神经源性膀胱功能异常等。

病机特点:阴损耗气及阳,而致气阴两伤或阴阳两虚,络脉瘀阻,痰瘀互结。

Ⅴ期:并发症晚期

并发症严重或脏器严重损害,器官或肢体残废,具有下列一项者:

(1)糖尿病视网膜病变导致失明。

（2）糖尿病肾病肾衰进入尿毒症期。

（3）糖尿病性心脏病出现急性心肌梗死、严重心律失常、心力衰竭，甚至猝死。

（4）糖尿病合并急性脑血管病。

（5）严重的糖尿病性肢端坏疽。

病机特点：气血阴阳俱虚，痰湿瘀郁互结。

在上述分期中，并发症早、中、晚三期划分主要依据糖尿病微血管病变如视网膜病变、糖尿病肾病的严重程度来划分的，大血管病变则作为参考。

第二节　诊　断

消渴由禀赋不足、阴虚燥热所致。口渴引饮为上消；善食易饥为中消；饮一溲一为下消，统称消渴。包括糖尿病、尿崩症。

一、诊断依据

1. 口渴多饮，多食易饥，尿频量多，形体消瘦。

2. 初起"三多"症状可不著。病久常并发眩晕、肺痨、胸痹、卒中、雀目、疮疖等。严重者可见烦渴、头痛、呕吐、腹痛，呼吸短促，甚或昏迷厥脱危象。

3. 查空腹、餐后 2 小时尿糖和血糖，尿比重、葡萄糖耐量试验。必要时查尿酮体，血尿素氮、肌酐、二氧化碳结合力及血钾、钠、钙、氯化物等。

二、证候分类

1. 燥热伤肺

烦渴多饮，口干咽燥，多食易饥，小便量多，大便干结。舌质红，苔薄黄，脉数。

2. 胃燥津伤

消谷善饥，大便秘结，口干欲饮，形体消瘦。舌红苔黄，脉滑有力。

3. 肾阴亏虚

尿频量多，浑如脂膏，头晕目眩，耳鸣，视物模糊，口干唇燥，失眠心烦。舌红无苔，脉细弦数。

4. 阴阳两虚

尿频，饮一溲一，色浑。面色黧黑，耳轮枯焦，腰膝酸软，消瘦显著，阳痿或月经不调,畏寒面浮。舌淡,苔白,脉沉细无力。

5. 阴虚阳浮

尿频量多,烦渴面红,头痛恶心,口有异味,形瘦骨立,唇红口干,呼吸深快,或神昏迷蒙,四肢厥冷,舌质红绛,苔灰或焦黑,脉微数疾。

三、疗效评定

1. 治愈

症状消失,实验室检查多次正常。

2. 好转

主要症状及有关实验室检查有改善。

3. 未愈

症状及实验室检查无变化。

第四章　中医治疗糖尿病的中药

中医治疗糖尿病的复方

【处方】

生黄芪 30~50g,怀山药 15g,炒苍术 15g,润玄参 30g;紫丹参 30g,粉葛根 15g,熟地黄 10g,山茱萸 10g。水煎服,每日 1 剂。

【适应证】

各种类型的糖尿病均可选用。

【方解】

生黄芪——怀山药

黄芪甘温,皮黄肉白,质轻升浮,生品入药,升发之性为最,功专升阳举陷,温分肉、实腠理、补肺气、泻阴火。炙后入药,功擅补中气、益元气、温三焦、壮脾阳、利水消肿、生肌长肉、内托排脓。山药甘平,鲜品质润液浓,不热不燥,补而不腻,作用和缓,以补脾胃、助消化、补中气、益气力,温分肉、润皮腠,炒黄入药,尚有人参之功,为补益之佳品。黄芪以补脾阳为主,山药以补脾阴为要。二药参合,一阴一阳,阴阳相合,相互促进,相互转化,共奏健脾胃、促运化,敛脾精、止漏浊,消除尿糖之功益彰。

炒苍术——润玄参

苍术辛、苦,性温,辛温升散,苦温燥湿,芳香化浊,醒脾开胃,升阳散郁,敛脾精、止漏浊;玄参咸寒,质润多液,色黑走肾,泻浮游之火,既能滋阴降火、泻火解毒,又能软坚散结,清利咽喉。苍术突出一个“燥”字,玄参侧重一个“润”字。二药参合,以玄参之润制苍术之燥。又以苍术之燥制玄参之腻,互制其短而展其长,其促运化,敛脾精、止漏浊,降低血糖之效益彰。

紫丹参——粉葛根

丹参苦寒,色赤入走血分,既能活血化瘀,祛瘀生新,又能凉血消痈,镇静安神,降低血糖;葛根甘平,轻扬升散,既能发表散邪,解肌退热,疏通足太阳膀胱经经气,改善气血循环,又能扩张脑、心血管,改善脑、心血液循环,降低血糖。二药伍用,相互促进,活血化瘀,去瘀生新,降低血糖之力益彰。

熟地黄——山茱萸

熟地黄甘温,味厚气薄,为补血生精,滋阴补肾,增强肾的活力;山茱萸酸温,温而不燥,补益肝肾,收敛元气,振奋精神,固涩防脱。熟地黄以补肾填精为主;山茱萸以敛精为要。二药参合,一补一敛,强阴益精,秘摄下元,治糖尿病甚妙。

【加减】

1. 尿糖不降,津伤口渴,加天花粉 15~30g,乌梅 10g;

2. 血糖持续不降,加知母 10~15g,生石膏 30~50g;

3. 饥饿感明显,甚至不能忍耐者,加玉竹 15g,熟地黄 30g;

4. 烘热阵作者,加黄芩 10g,黄连 5g;

5. 上身燥热,下肢发凉者,加黄连 5g,桂枝 10g;

6. 尿酮体阳性者,加黄芩 10g,黄连 10g,茯苓 15g;

7. 夜尿频数者,加枸杞子 10g,川续断 15g;

8. 小便失控者,加生白果 10g,炒枳壳 15g;

9. 大便干燥,排之不易者,加当归 15g,生白芍 30g,或加何首乌、女贞子各 15g;

10. 皮肤瘙痒者,加白蒺藜 10g,地肤子 15g;

11. 妇女前阴瘙痒者,加知母 10g,黄柏 10g;

12. 下肢水肿者,加防己 10g,茯苓 15g,或加草薢、石韦各 15g;

13. 失眠,加白蒺藜 10g,首乌藤 15~30g;

14. 腰痛,加川续断 15g,桑寄生 25g;

15. 两膝酸软无力者,加千年健、金毛狗脊各 15g,或加生黄芪 30g,仙茅 10~15g;

16. 肢体麻木者,加豨莶草 20g、鸡血藤 30g;

17. 视物模糊不清者,加川芎 10g、白芷 10g、菊花 10g;

18. 性功能减退、阳痿者,加仙茅 10g、淫羊藿 10g。

苍术　玄参

【单味功用】

苍术为菊科多年生草本植物茅苍术(茅术、南苍术)*Atractylodes lancea*(Thunb.)DC. 或北苍术 *A. chinensis*(DC.)Koidz. 的根茎。味辛、苦,性温。入脾、胃经。本品辛温升散,苦温燥湿,既能发汗以解风寒之邪,用于治疗外感风寒湿邪所引起的头痛、身痛、无汗等症;又能芳香化浊、燥湿健脾,用于治疗脾为湿困、运化失司,以致食欲缺乏、胸闷呕恶、腹胀泄泻、苔白腻浊等症;还能祛风湿、止痹痛,用于治疗湿邪偏重的痹症。另外,苍术内含有丰富的维生素 A,可用于治疗维生素 A 缺乏所引起的夜盲症和角膜软化症。

苍术气味芳香,善于化浊避秽。根据施今墨先生经验,本品确有敛脾精、止漏浊之功,用于治疗糖尿病屡获显效。本品含有挥发油,主要成分为苍术醇及苍术酮,并含有维生素 A、维生素 D、维生素 B 及胡萝卜素。家兔皮下注射苍术流浸膏可使血糖降低,并证明有抑制血糖的作用。

玄参又叫元参,为玄参科多年生草本植物玄参 *Scrophularia ningpoensis* Hemsk 的根。味甘、苦、咸,性寒。入肺、胃、肾经。本品质润多液,色黑入肾,为泻无根浮游之火的圣药。既能养阴凉血、清热泻火、除烦止渴,用于治疗热毒实火,或阴虚内热,或温热病邪入营分,伤阴劫液引起的口干口渴、烦热不安、夜寐不良、神昏,以及消渴之口干口渴等症;又能养阴润燥、清利咽喉、消肿止痛,用于治疗阴虚肺燥、咳嗽痰少、咯血、潮热等症,以及阴虚火旺,虚火上炎引起的头昏头痛、目赤疼痛、赤脉贯睛、口干舌红、咽喉肿痛;还能解毒散结,治疗阴虚火旺,痰火郁结引起的瘰疬、痰核、瘘瘤诸症。

玄参含有植物甾醇、生物碱、氨基酸、糖类、脂肪酸、微量挥发油及维生素 A 等成分,它的水浸出液、流浸膏皮下注射能降低动物血糖,用于治疗糖尿病。

【伍用功能】

苍术苦温燥湿,辛香发散,功专健脾燥湿,升阳散郁,祛风明目;玄参咸寒,质润多液,功擅滋阴降火,泻火解毒,软坚散结,清利咽喉。苍术突出一个燥字,玄参侧重一个润字。二药伍用,以玄参之润制苍术之燥,又以苍术之温燥制玄参之滞腻。两药参合,一润一燥,相互制约,相互促进,建中宫、止漏浊、降低血糖甚妙。

【主治】

糖尿病,证属为痰浊血瘀,血糖增高者,若伴有胆固醇增高者,用之亦可令其降低。

【常用量】

苍术 10~15g。
玄参 15~30g。

【经验】

苍术、玄参伍用降低血糖,系施今墨先生之经验。许多人认为治消渴病不宜用辛燥之苍术,但据施师云:“用苍术治糖尿病以其有‘敛脾精’的作用,苍术虽燥但伍玄参之润,可互制其短而展其长。”根据李登榜等研究,用苍术浸膏试验于家兔及蟾蜍,证明有抑制血糖作用,其抑制作用以注射后 3 小时为最著。又有药理研究,用苍术煎剂给家兔灌胃,对四氧嘧啶引起的糖尿病有降低血糖的作用,在给药的 10 天内,血糖不断下降,停药后血糖未见回升。玄参试用于家兔证明有使血糖下降作用,说明施今墨先生应用苍术配玄参降血糖是有其科学性的。

祝谌予老师在辨证的基础上,单用苍术配玄参治疗隐性糖尿病,获得降血糖的满意效果。可见苍术与玄参伍用,是经得起实践检验的。

黄芪　　山药

【单味功用】

黄芪又名黄耆,为豆科多年生草本植物黄芪 *Astragalus membranaceus*（Fisch.）

Bge. 和内蒙古黄芪 *A. mongholicus* Bge. 的根。味甘,性微温。入脾、肺经。本品皮黄肉白,质轻升浮,色黄入脾,色白入肺,为升阳补气之圣药。生品入药,具有升发之性,既能升阳举陷,用于治疗中气不足、中气下陷、脱肛、子宫脱垂以及其他内脏下垂诸症;又能温分肉、实腠理、补肺气、泻阴火,用于治疗体弱表虚,自汗盗汗,或经常感冒,以及消渴(类似糖尿病)诸症。炙品入药,可补中气、益元气、温三焦、壮脾阳、利水消肿、生血生肌、排脓内托,用于治疗气虚衰弱、体倦乏力、语音低微、短气食少、便溏腹泻等症;又治气虚脾弱、水不化气,以致身面浮肿、小便不利等症;还治气血不足、阳气衰微,以致疮疡日久、内陷不起,或疮疡溃烂、脓稀、久久不愈之症,以及小儿体虚、痘疹内陷诸症。

黄芪及黄芪多糖能增强机体免疫功能,如使动物脾脏内浆细胞增生,促进抗体合成等,并被认为是一种免疫调节剂,对自身免疫性疾病也有良好的作用。这与黄芪补气、扶正,维持机体内环境平衡,提高机体抗病能力,双向调节血糖作用有密切关系。糖尿病患者气虚偏重,如辨证得当,临床应用效果多佳。一般多配伍天花粉、知母治疗内热盛者。《本草备要》:“黄芪温分肉,实腠理,泻阴火,解肌热;炙用补中,益元气,温三焦,壮脾胃,生血生肌,排脓内托。”《千金方》中载:“黄芪汤治消渴,黄芪 3 两,茯神 3 两,瓜蒌 3 两,炙甘草 3 两,麦冬 3 两,干地黄 5 两。上六味切碎,以水 8 升,煮取 2 升,分 3 服。忌芜荑、酢物、海藻、菘菜。日进 1 剂,服 10 剂。”

山药原名薯蓣,为薯蓣科多年生蔓生草本植物薯蓣 *Dioscrorea opposita* Thunb. 的块根。味甘,性平。入脾、胃、肺、肾经。本品质润液浓,不热不燥,补而不腻,作用和缓,是平补脾胃的要药。它既能补脾胃、助消化、补虚劳、益气力、长肌肉、润皮泽肤,用于治疗脾胃虚弱、饮食减少、体倦神疲,以及脾虚泄泻、大便稀溏、状如水样,甚则完谷不化等症;又治小儿营养不良,以及脾虚带下等症;还能补脾胃而益肺气,用于治疗肺脾两虚的慢性咳嗽,表现为痰多清稀、食欲减退、身体消瘦、倦怠无力等症(可见于肺痨病);此外还能益肾强阴、补肾固精,用于治疗肾气不足引起的遗精、遗尿、尿频等症。

据现代医药研究,山药含有黏蛋白、尿囊素、胆碱、精氨酸、淀粉酶、蛋白质、脂肪、淀粉及含碘物质等。黏蛋白在体内水解为蛋白质和糖类,淀粉酶有水解淀粉为葡萄糖的作用,故对糖尿病有一定的疗效。

【伍用功能】

黄芪甘温,补气升阳,利水消肿,而偏于补脾阳;山药甘平,补脾养肺,养阴生津,益肾固精,侧重于补脾阴。二药伍用,一阳一阴,阴阳相合,相互促进,共收健脾胃、促运化,敛脾精、止漏浊,消除尿糖之功。

【主治】

1. 糖尿病,表现为尿糖严重者。

2. 慢性胃肠炎,证属脾胃气虚者。

3. 慢性肾功能不全诸症。

【常用量】

黄芪 10～30g。

山药 10～30g。

【经验】

黄芪、山药伍用,系施师今墨老师临证经验所得,用于降低尿糖。意即取黄芪的补中益气、升阳、实腠理之作用,与山药的益气阴、固肾精的功用相合,谓之相互为用,益气生津,健脾补肾,涩精止遗,使尿糖转为阴性也。近年来祝谌予老师又有新的体会,他将山药易为生地黄,因山药含淀粉多是也。生地黄用量为30g,大便溏者酌减。

《大同药物学》云:"薯蓣滑而兼涩,淡而微咸,不惟入脾,而且入肾;不惟益精,而且固精,凡滑药少有涩者,植物少有咸者,是山药亦特具异禀者也。山药含8%蛋白质,为人身重要营养成分,又含一种'却斯他随',为强力之消化素,3 小时内消5倍分量之淀粉,既无参、术呆补板滞之虞,复无胶地黏浊过腻之患,实为允需而合拍,且薯蓣除所含液质外,全体凡为淀粉,经消化作用,能变糖质,储藏于肝以供体内生理糖分之需求。故糖尿病西法禁食淀粉物,以绝化糖之来路。糖尿者,西说以为糖质过剩也,然有肝之储藏不固,肾之分泌失常,因生理乖异尿糖者,尿糖愈多,则体内糖质愈乏,生理便起变化。薯蓣益肝以和胃,实脾以固肾,即以调济糖质之缺乏,复能涩其糖质之罅漏,故尔得愈。因苏林为对症疗法,山药为理智的应变疗法,亦即根本疗法,是薯蓣治糖尿,较因苏林特效药,为尤恰当殊异也。因苏林治糖质过剩之糖尿,薯蓣治虚证糖尿,及因尿糖久虚之尿糖,是可于本经薯蓣条长肌肉。下续曰治医所不疗糖尿病,薯蓣之功用不基础哉。"

《中华药海》载："山药配黄芪,甘温,固表益卫,补中益气,升提中焦清气,补气升血,利水消肿。二药配用,补脾之阴阳,对糖尿病、肾炎水肿有效,主治消渴水肿。"

绿豆衣　薏苡仁

【单味功用】

绿豆为豆科一年生草本植物绿豆 *Phaseolus radiatus* L. 的种子。绿豆衣即绿豆的种皮,故又名绿豆皮。将绿豆用清水浸泡后取皮,晒干即成。绿豆味甘,性寒。入心、胃经。能资脾胃、厚肠胃、润皮肤、和五脏、消水肿、清暑热、解毒热,尤擅清肠胃热毒。绿豆衣体轻气寒,比绿豆更凉,故清热解毒、消暑止渴、利尿、清肠胃热毒更强,用于治疗夏日中暑、口干口渴、心烦不宁等症,又能治疗疮毒痈肿诸症,还能解乌头、巴豆之毒。

薏苡仁又名苡仁、薏仁、米仁,为禾本科多年生草本植物薏苡 *Coix lachrymajobi* L. 的成熟种仁。味甘、淡,性微寒。入脾、胃、肺、大肠经。本品最富有滋养,为易于消化的谷类,是健脾补肺之要药,能升能降,升少降多,上行清肺热,以使水之上源清净;下行理脾湿,渗利肠胃之湿,用于治疗肺痈、肠痈诸症;生品入药,既能清热渗湿、利水消肿,又能祛湿除痹、缓和拘挛,用于治疗水肿、脚气胫肿、小便不利等症,又治湿滞肌表经络、风湿痹痛、肌肉挛急疼痛等症,还能健脾止泻,用于治疗脾虚湿盛之泄泻等症。

薏苡仁主要含薏苡脂、多种氨基酸、蛋白质、葡萄糖等,药理试验显示,家兔皮下注射薏苡仁油 0.5g/kg,可使血糖下降,血清钙亦有所降低。《本草拾遗》载："薏苡仁温气,主消渴。"《本草纲目》载："薏苡仁煮粥饮,并煮粥食之,治消渴饮水。"《药品化义》云："薏米,味甘气和,清中浊品,能健脾阴,大益肠胃,主治脾虚泄泻,致成水肿,风湿筋缓,致成手足无力,不能屈伸,盖因湿胜则土败。土胜则气复,肿自消而力自生。取其入肺,滋养化源,用治上焦消渴,肺痈。"

【伍用功能】

绿豆衣质轻气寒,善清脏腑经络、皮肤、脾胃之热毒;薏苡仁甘淡渗利,善清肺热、除脾湿,以健脾化湿,利水消肿。二药伍用,益脾胃、促健运、清虚热、解毒热,治消渴益彰。

【主治】

糖尿病,表现为上消诸症者宜用。

【常用量】

绿豆衣 6~10g。
薏苡仁 10~15g。

【经验】

绿豆衣、薏苡仁参合,为施师所习用,善治糖尿病上消诸症。若口渴、舌燥甚者,伍以天花粉 30g,其效更佳。

葛根　丹参

【单味功用】

葛根为科多年生落叶藤本植物葛 *Puerarialobata*(Willd.) Ohwi. 的根。味甘、辛,性平。入胃、脾经。本品轻扬升发,既能发表散邪、解肌退热,以治感冒、发热、恶寒、头痛、无汗、项背强痛之症;又能疏通足太阳膀胱经的经气、改善脑血循环及外周血液循环,而治高血压病之头痛、头晕、项强、耳鸣、肢体麻木,以及胸闷不舒、心前区发作性疼痛等,如冠心病心绞痛诸症;还能疏表透疹,以升发清阳之气,引内陷之邪外出,故可透疹,而治麻疹透发不畅等症;还可升发清阳,鼓舞脾胃阳气上升,而升清止泻、生津止渴,用于治疗脾虚泄泻、湿热泻痢、热性病之口渴,以及上消症(类似糖尿病)之口干、口渴等症。

现代中药研究认为,葛根内含黄酮苷(为葛根素、葛根黄苷、大豆黄酮苷、大豆黄酮等)及多量淀粉等成分。动物实验证明,葛根能扩张脑、心血管,改善脑血循环,冠状循环,降低血糖,并有较强的解热作用以及缓解肌肉痉挛等作用。

丹参又名紫丹参,为唇形科多年生草本植物丹参 *Salvia miltiorrhiza* Bge. 的根。

味苦,性微寒。入心、心包、肝经。本品味苦色赤,性平而降,入走血分,既能活血化瘀,行血止痛,用于治疗心脉(包括心、心包)瘀阻引起的冠心病心绞痛、气滞血瘀所致的胃脘痛(多见于溃疡病)、月经不调、痛经、产后恶露不尽、瘀滞腹痛等症;又能活血化瘀、去瘀生新,用于治疗瘀血引起的癥瘕积块(包括肝脾肿大,宫外孕等)以及血栓闭塞性脉管炎诸症;还能凉血清心、除烦安神,用于治疗湿热病热入营血,以致心烦、不寐等症;也可用于心血不足所致的心悸、失眠、烦躁不安等症。另外,还能凉血消痈,用于治疗痈肿疮毒诸症。

现代药学研究证明,丹参内含丹参酮甲、乙、丙,隐丹参酮及两种酚性结晶体(丹参酚甲、丹参酚乙),维生素 E 等。动物实验表明,它能扩张冠状动脉,增加血流量,并能降低血糖,降低血压,又有镇静等作用。

【伍用功能】

葛根轻扬升发,解肌退热,生津止渴,滋润筋脉,扩张脑、心血管,改善血液循环,降低血糖;丹参活血祛瘀,化瘀生新,凉血消痈,镇静安神,降低血糖。二药参合,相互促进,活血化瘀、去瘀生新、降低血糖的力量增强。

【主治】

1.糖尿病,表现有瘀血指征(舌质暗,或有瘀点、瘀斑,舌下脉瘀络滞等)者用之最宜。

2.冠心病心绞痛,证属血脉瘀滞者。

【常用量】

葛根 10~15g。

丹参 10~30g。

【经验】

葛根、丹参伍用,为祝谌予老师近来研究糖尿病用药配伍经验所得,用于治疗气滞血瘀,气阴两伤,症见三多症状及舌质紫暗,或淡暗,或有瘀点、瘀斑,或舌下静脉怒张,或面部有瘀斑,或有刺痛、疼痛固定不移等血瘀征象。还适用于长期使用胰岛素治疗而合并有血管病变,如冠心病、脉管炎等。根据临床表现,伍以广木香、当归、益母草、赤芍、川芎等调气活血之品,其效更著。

熟地黄　山茱萸

【单味功用】

熟地黄由玄参科多年生草本植物地黄 *Rehmannia glutinosa*(Gaertn.)Libosch. 的根加工炮制而成。通常以酒、砂仁、陈皮为辅料,经反复蒸晒,至内外色黑、油润,质地柔软黏腻后切片用。味甘、性微温。入心、肝、肾经。本品味厚气薄,为补血生津、滋阴补肾、滋阴退热之要药,用于治疗血虚引起的萎黄、眩晕、心悸、怔忡、失眠、月经不调、崩漏等症,以及肝肾阴虚、骨蒸潮热、盗汗、耳鸣、头昏、遗精、滑精、消渴诸症。

山茱萸又叫山萸肉,为山茱萸科落叶小乔木山茱萸 *Cornus officinalis* Sieb. et Zucc. 除去果核的果肉。味甘、酸,性温。入肝、肾经。本品温而不燥,既能补肝肾之阴,又能温补肾阳,是平补阴阳的要药。用于治疗肝肾不足引起的头昏目眩、耳鸣不聪、腰膝酸软、小便频数、阳痿等症;又能收敛固脱、涩精止遗、止汗止血,用于治疗阳气虚衰引起的遗精、遗尿、虚汗不止,以及月经过多、崩漏等证。

山茱萸挥发性成分有棕榈酸、桂皮酸苄酯、异丁醇、异戊醇等。糖苷类及苷元有山茱萸苷(即马鞭草苷)、莫诺苷、獐芽茶苷、马钱子苷,以及熊果酸(乌苏酸)、环烯醚萜类、葡萄糖、果糖、蔗糖,还含有鞣质、没食子酸、苹果酸、酒石酸及维生素 A。

山茱萸有抗糖尿病的作用,山茱萸醇提取物对四氧嘧啶和肾上腺素性糖尿病大鼠有明显的降血糖作用,对链脲佐菌素(STZ)所形成的糖尿病大鼠亦有类似作用,但对正常大鼠血糖无明显影响,提示山茱萸对 1 型糖尿病(胰岛素依赖性糖尿病)患者有一定的治疗作用。实验证明,山茱萸粉剂、乙醇提取物及进一步分离的乌苏酸均能明显地降低血糖、尿糖、饮水量和排尿量,说明乌苏酸是山茱萸抗糖尿病的活性成分。有报道指出,用大鼠附睾脂肪组织实验,发现山茱萸有胰岛素样作用。

【伍用功能】

熟地黄滋阴养血,生精补髓,大补肾中元气;山茱萸补益肝肾,收敛元气,振作精神,固涩滑脱。熟地黄以补为主,山茱萸以敛为要。二药伍用,一补一敛,强阴益精,大补元气,治糖尿病甚妙。

【主治】

1. 糖尿病。
2. 久病虚弱诸症。

【常用量】

熟地黄 6~10g。
山茱萸 6~10g。

【经验】

熟地黄、山茱萸伍用,善治糖尿病诸症,盖山茱萸强阴益精,安五脏,与熟地黄参合,谓之"代参汤",可大补元气,尤其对于久病虚弱之体,其效更佳。

张锡纯曰:"熟地黄,其性微温,甘而不苦,为滋阴补肾之主药。治疗阴虚发热,阴虚不纳气作喘,劳瘵咳嗽,肾虚不能漉水,小便短少,积成水肿,以及各脏腑阴分虚损者,熟地黄皆能补之。"又云:"山萸肉,味酸性温,能收敛元气,振作精神,固涩滑脱。因得木气最厚,收涩之中兼具条畅之性,故又通利九窍,流通血脉,治疗肝虚自汗,肝虚胁痛腰痛,肝虚内风萌动,且敛正气而不敛邪气,与其他酸敛之药不同,是以《神农本草经》谓其逐寒湿痹也。"

盖元气者,元阴元阳也。山茱萸、熟地黄伍用,元阴元阳俱补,若与炒黄山药(方鸣谦老师告云:炒黄山药有人参之功)、党参合用,其效更著。

天冬　麦冬

【单味功用】

天冬又名天门冬,为百合科多年生攀缘状草本植物天门冬 *Asparagus cochinchinensis*(Lour).Merr. 的块根。味甘、苦,性大寒。入肺、肾经。本品甘寒滋阴、苦寒泄热,能滋阴润燥、清肺泻火、化痰止咳、滋肾阴、退虚热,用于治疗阴虚发热、潮热盗汗、阴虚肺燥、干咳少痰,甚或吐血、肺痈、咽喉肿痛、便秘等症。

天冬主要含有天门冬素、黏液质、β-谷甾醇等。药理试验表明,天冬主要有抗菌、抗肿瘤作用。《中药大辞典》载:"天冬滋阴润燥,清肺降火,治阴虚发热,咳嗽肺痿,消渴、便秘。"《药性论》曰:"主肺气咳逆,喘息促急,除热,通肾气,止消渴……"《中华药海》载:"天冬,甘寒清润,入肺肾二经,长于滋肺肾之阴,故选用治津亏消渴尤为适宜。"《本草汇言》:"天冬,滋燥滋阴,降火清肺之药也。统理肺肾火燥为病,如肺热叶焦,发为痿痈,吐血咳嗽,烦渴转为肾消,骨蒸劳热诸症。在所必需者也。"

麦冬又名麦门冬,为百合科多年生草本植物沿阶草 *Ophipogon japonicus* Ker Gawl. 或大叶麦冬 *Liriope spicata* Lour. 的须根上的小块根。味甘、微苦,性微寒。入心、肺、胃经。本品既能养阴润肺、化痰止咳,用于治疗阴虚肺燥、干咳少痰,或咳逆痰稠、咽喉不利,以及吐血、咯血、肺痈;又能养胃阴、生津液、润肠燥,以治热病伤津、咽干口渴、舌红少苔、大便燥结;还能清心除烦,可治心阴不足引起的心烦、失眠、心悸、怔忡。

麦冬主要含有多种甾体皂苷、氨基酸、葡萄糖及维生素样物质。试验显示,正常兔口服麦冬醇水提取物 0.2g/kg,有降血压作用;对血氧嘧啶糖尿病兔用 0.5g/(kg·d)连续 4 天,亦有降血糖作用,并促进胰岛素细胞恢复,肝糖原较对照组有增加趋势。《医学心悟·三消》曰:"治上消者宜润其肺,兼清其胃,二冬汤主之。"《中华药海》载:"本品(麦冬)其寒清热,甘寒益阴,入肺胃经,清热滋阴,益胃生津,养阴润肺,实为治上消之消渴症之要药。"

【伍用功能】

天冬养阴清热,润燥生津,润肺止咳;麦冬清心润肺,养胃生津,养阴润燥。二药伍用,其功益彰,滋阴润燥,清肺、心、胃、肾之虚热,也有甘寒清润,金水相生,畅利三焦之妙用。

【主治】

1. 糖尿病,表现为上消、中消诸症者。

2. 阴虚发热,津少口干,口渴,干咳少痰,心烦不安等症。

3. 热伤肺络,血不循经,而致咯血诸症。

4.慢性气管炎,证属肺燥阴虚者,亦宜常服。

【常用量】

天冬 10~15g。
麦冬 10~15g。

【经验】

天冬、麦冬伍用,名曰二冬膏。出自《张氏医通》,用以治疗肺胃燥热,咳嗽少痰,咽喉燥症。

张锡纯说:"天冬,味甘微辛、性凉,津液浓厚滑润。其色黄兼白,能入肺以清燥热,故善利痰宁嗽;入胃以消实热,故善生津止渴。津浓液滑之性,能通利二便、流通血脉、畅达经络,虽为滋阴之品,实兼能补益气分。"又说:"麦冬,味甘,性凉,气微香,津液浓厚,色兼黄白。能入胃以养胃液,开胃进食,更能入脾以助脾散精于肺,定喘宁嗽,即引肺气清肃下行,统调水道以归膀胱。盖因其性凉、液浓、气香,而升降濡润之中,兼具开通之力,故有种种诸效也。用者不宜去心。"

天冬、麦冬均为甘寒清润之品,二者养阴润燥之功相似,故相须为用。又麦冬入肺经,以养肺阴;天冬兼入肾经,以润肾燥,二药相合,有金水相生之妙用。

玄参　麦冬

【单味功用】

玄参(见前文)。
麦冬(见前文)。

【伍用功能】

玄参咸寒,滋阴降火,软坚散结,清热解毒,清利咽喉;麦冬甘寒,清心润肺,养胃生津,解烦止渴。玄参色黑,偏于入肾;麦冬色白,侧重入肺,又兼走胃。二药伍用,一肾一肺,金水相生,上下既济,养阴生津,润燥止渴甚妙。

【主治】

1. 糖尿病,表现为津少口干、口渴多饮、舌红少苔等症。
2. 虚劳诸症,以阴虚为主者。

【常用量】

玄参 10~30g。
麦冬 10~15g。

【经验】

玄参、麦冬伍用,善治"上消"诸症。盖肺为水之上源,肾为水之下源,上水不足,必引下水自救,故肺、肾兼顾,最得制方之妙也。

《中华药海》亦云:"主治消渴,应用玄参,其甘可滋阴,其寒可清热,其苦可降火。配麦冬,养阴润肺,生津止渴。主治阴虚消渴,咳嗽痰少且黏,咽痛,口干口渴,舌红少苔等。玄参咸寒,滋阴降火,清热解毒,利咽散结;麦冬甘寒,清心润肺,养胃生津,止渴除烦。玄参入肾偏清,麦冬入肺偏滋,二药配伍,一清一滋,金水相生,养阴润肺,生津止渴甚效。"

天花粉　乌梅

【单味功用】

天花粉又称瓜蒌根,为葫芦科多年生宿根藤本植物瓜蒌 *Trichosanthes kirilowii* Maxim. 的干燥块根。其味甘、苦、酸,性凉而润。入肺、胃经。能生津止渴、清肺润燥、化胸中燥痰、宁肺止咳,治肺热燥咳、热病口渴、消渴、黄疸等症;又能通行经络,消肿排脓,解一切疮之热毒,治痈肿疮疡诸症。

天花粉为祖国医学治疗消渴重要的传统药物。《名医别录》曰:"除肠胃中痼热唇干,口燥,止小便利,天花粉治消渴宜为首选。"《神农本草经》也称天花粉"主消渴"。《本草汇言》:"天花粉,退五脏郁热,如心火盛而舌干口燥,肺火盛而咽肿喉痹,脾火盛而口舌齿肿,痰火盛而咳嗽不宁,若肝火之胁胀走注,肾火之骨蒸烦热,或痈疽已溃未溃,而热毒未散,或五疸身目俱黄,而小水若淋若涩,是皆大热郁结所致,惟此剂能开郁结,降痰火,并能治之;又其性甘寒,善能治渴,从补药而治烦渴,乃治渴之要药也。"《本经》曰:"天花粉主消渴,身热,烦满,大热,补虚安中,续绝伤。"

《常用中药现代研究与临床》指出,瓜蒌根中含有糖类化合物,有明显的免疫调节作用,能增强免疫活性,具有显著的抗肿瘤和细胞毒活性,其多糖主要由葡萄糖、半乳糖、果糖、甘露醇、木糖和少量蛋白质组成,尚含有微量元素锰。

《现代实用本草》云:天花粉的降血糖有效成分是一种糖蛋白,属于植物凝集素类化合物,故称天花粉凝集素。1989年日本学者首次用体内试验动物模型直接证明天花粉中的聚糖成分具有降血糖作用,并分离得到五种降血糖有效成分,命名为Trichosan A、B、C、D、E。《常用中药现代研究与临床》又云:正常小鼠腹腔注射Trichosan A、B、C、D、E 7小时后,血糖明显下降……对四氧嘧啶诱导的高血糖小鼠腹腔注射Trichosan A 10~100mg/kg 7小时后,有突出的降血糖作用,并呈剂量依赖关系。

乌梅为蔷薇科落叶乔木植物梅树 *Prunus mume*(Sieb.)Sieb. et Zucc. 未成熟果实(青梅)的加工熏制品,变为乌黑色即成。味酸、涩,性平。入肝、脾、肺、大肠经。本品为清凉收涩之品,能敛肺涩肠、和胃生津,有止咳、止泻、止血、止渴之功,又因"蛔得酸则伏",可安蛔止呕,用于治疗肺虚久咳、久泻久痢、虫积腹痛、胆道蛔虫症、大便下血、崩漏不止、烦热口渴、胃酸缺乏、食欲缺乏等症。

【伍用功能】

天花粉甘苦,微寒,养胃生津,清肺润燥,《神农本草经》谓"主消渴身热,烦满大热",为治消渴之要药;乌梅味酸,清凉生津,益胃止渴,古方玉泉丸用其止虚热烦渴。两药相配,酸甘合化为阴,养阴生津之力尤强。

【主治】

1. 糖尿病,症见尿糖不降、津伤口渴者。
2. 外感、内伤之津液受损,口干、口渴,胃纳欠佳等症。

【常用量】

天花粉 15~30g。

乌梅6~10g。

【经验】

天花粉、乌梅伍用,是为治疗糖尿病之尿糖久久不降,津伤口渴而设。临证之际,多与降糖的药(生黄芪、大生地、炒苍术、玄参、紫丹参、粉葛根)参合,方有良效。

人参　黄芪

【单味功用】

人参又名白参、红参、野山参、吉林参、别直参,为五加科多年生草本植物人参 *Panax giwseng* C. A. Mey 的根。野生者名野山参,人工培植者称园参。主产中国东北各省,而以吉林抚松县产量最大,质量较好,因而称吉林参。味甘、微苦,性微温。入脾、肺经。既能大补元虚,挽救虚脱,用于治疗大失血、大吐泻,以及一切疾病因元气虚极出现的体衰欲脱,脉微欲绝等症;又能补脾益肺,用于治疗脾胃虚弱、食欲缺乏、上腹痞满、呕吐泄泻、倦怠无力等症;还能生津止渴,用于治疗糖尿病之津伤口渴,以及热性病之气津两伤、身热口渴、多汗、脉虚弱等症;还可安神益智,用于治疗心神不安、失眠多梦、惊悸健忘、阳事不能等症。

人参含有人参烯、人参素、人参苷及脂肪酸、挥发油、维生素等。人参对糖尿病患者主要有促性腺激素样作用,促进男女性腺功能,降低血糖,并与胰岛素有协同作用,抑制高血糖,改善消化吸收功能,增进食欲,促进蛋白质合成;又能调节胆固醇代谢,控制高胆固醇血症。人参的主要作用是兴奋中枢神经系统,加快神经冲动的传导,增强条件反射,提高分析功能;又能兴奋垂体-肾上腺皮质系统,增强肾上腺皮质功能,提高机体对外界不良刺激的抵抗力,使机体对疾病抵抗能力增强,从而提高工作效力,减少疲劳,增加体重,改善睡眠。本品临床上为强壮兴奋药,治疗神经衰弱、贫血、糖尿病、心血管疾病、全身衰弱、慢性胃病等。经实验研究,人参对实验性糖尿病狗有降低血糖作用,并使一般症状得以改善,对肾上腺素或高渗葡萄糖引起的高血糖有抑制作用,既能降低饮食性高血糖,又能升高胰岛素引起的低血糖。在研究人参多肽的降血糖作用中发现,大鼠和小鼠静脉或皮下给药能降低正常血糖和肝糖原,对总血脂无明显影响;对肾上腺素、四氧嘧啶及葡萄糖引起的高血糖有抑制作用,并能增强肾上腺素对肝糖原的分解;肾上腺切除未影响人参多肽的降低肝糖原作用;酚妥拉明和普萘洛尔分别抑制人参多肽对大鼠肝糖原和血糖的影响。人参多肽在降低血糖和肝糖原时,可使小鼠肝组织中环磷腺苷增加。实验证明,人参多肽的降血糖作用,除因其促进糖原分解或抑制乳酸合成肝糖原外,主要由于其刺激琥珀酸脱氢酶和细胞色素氧化酶的活性,使糖的有氧氧化作用增强。

【伍用功能】

人参甘温,健脾胃、促运化、益气生血,生津止渴;黄芪甘温,补气升阳,益胃固表,托毒生肌,利水消肿。二药伍用,相得益彰,增强机体免疫功能,以收双向性调节血糖之作用。

【主治】

1. 糖尿病,证属全身衰弱者。
2. 脾胃虚弱、消化力差、食少便溏,动则汗出等症。
3. 内脏下垂,子宫脱垂、脱肛诸症。
4. 久病虚弱诸症。
5. 气虚头痛。

【常用量】

人参 6~10g。
黄芪 30~60g。

【经验】

人参、黄芪伍用,出自李东垣《脾胃论》补中益气汤。用于治疗脾胃气虚所引起的身热有汗、口干口渴、喜用热饮、头痛恶寒、少气懒言、饮食无味、四肢乏力、舌嫩色淡、脉虚大,或中气不足、清阳下陷所引起的脱肛、子宫脱垂、久痢、久疟等症。

近年来用于治疗各类糖尿病亦有良效。实验证明,二者均有提高机体免疫功能、调节血糖、降低血糖等作用。

玉竹 熟地黄

【单味功用】

玉竹又叫葳蕤、萎蕤。为多年生草本植物玉竹(葳蕤) *Polygonatum odoratum* (Mill.) *Druce var. pluriflorum* (Miq.) Ohwi 的根茎。味甘,性平。入肺、胃经。既能滋阴润肺、清热解烦,用于治疗肺胃阴伤,燥热咳嗽,舌干口渴等症;又能滋阴解表,用于治疗阴虚之人感冒风热,以致发热咳嗽,咽痛口渴等症;还能固护胃阴,用于治疗温热病后期胃阴受损,口干舌燥,食欲缺乏等症。

玉竹主要含有苦苷、铃兰苷以及山奈酚苷、维生素 A,含 25%~30%淀粉及黏液质。药理试验显示,家兔肌注 0.5g/kg 浸剂可使血糖上升;而口服其浸膏,血糖先升后降;对肾上腺素引起的高血糖则有显著抑制作用,对葡萄糖、四氧嘧啶引起的大鼠高血糖也有抑制作用。《本草正义》曰:"玉竹,味甘多脂,柔润之品,《本草》虽不言其寒,然所治皆燥热之病,其寒何如,古人以治风热,盖柔润能息风耳,阴寒之质,非能治外来风邪。凡热邪燔灼,火盛生风之病最宜。今惟以治肺胃燥热,津液枯涸,口渴嗌干等症,而胃火炽盛,燥渴消谷,多食易饥者,尤有捷效。"《中华药海》:"玉竹入肺胃二经,液多甘润,能生津止渴,清热润燥,使津液生,燥热去,则消渴诸症自除,乃治消渴妙药。"

熟地黄(见前文)。

【伍用功能】

玉竹甘平柔润,滋阴润肺,清热除烦,固护胃阴;熟地黄甘温滋腻,补肝肾之血而生精添髓。二药伍用,柔润滋腻,碍胃腻膈之力益甚,降低血糖之力益增。

【主治】

糖尿病,表现为消谷善饥、饥饿难忍等症。

【常用量】

玉竹 15~20g。

熟地黄 15～30g。

【经验】

玉竹、熟地黄伍用,为祝谌予先生之经验,用于治疗糖尿病之消谷善饥,饥饿难忍等症,验之临床,确有实效,燥热口干者,宜与知母、生石膏参合,疗效更著。

知母　石膏

【单味功用】

知母为百合科多年生草本植物知母 *Anemarrhena asphodeloides* Bge. 的根茎。味苦、甘,性寒。入肺、胃、肾经。本品质润,苦寒不燥,沉中有浮,降中有升。上行能清肃肺气,以泻肺火、润肺燥、除烦热、止咳嗽,用于治疗温热病,邪在气分,症见高热、烦躁、口渴、脉洪大者,以及阴虚燥咳,或肺热咳嗽诸症;入于中,善清胃火、除烦渴,用于治疗消渴病之中消诸症;行于下,则能泻相火、滋肾燥,用于治疗阴虚火旺、骨蒸潮热、盗汗等症。

知母主要含有知母皂苷,药理试验显示,知母能促进脂肪组织对葡萄糖的摄取,使肝糖原下降,而使肌糖原升高。动物试验显示,正常家兔喂服知母浸膏 6g/kg 后,未见对血糖有何影响,而注射醇提取物可引起暂时性血糖升高。有人报道家兔口服 200mg/kg 知母水性提取物能引起血糖下降,特别是对四氧嘧啶性糖尿病兔作用更显著。对正常大鼠,知母不能增进葡萄糖之氧化,虽可促进脂肪组织对葡萄糖的摄取,并使横膈中糖原含量轻度增加,但肝糖原含量却有所降低。对实验性四氧嘧啶糖尿病小鼠,知母水性提取物 100～150mg/kg 静脉注射可降低血糖,使尿中酮体减少。

石膏为一种含水硫酸钙($CaSO_4 \cdot 2H_2O$)矿石。多以生品入药,故又名生石膏。味辛、甘,性大寒。入肺、胃经。本品质重气浮,入于肺经,既能清泄肺热而平喘,用于治疗肺热气喘诸症;又能清热泻火,清泄气分实热,以解肌肤邪热,用于治疗温病,邪在气分,以致壮热汗出、口渴、烦躁、脉洪大之症;入于胃经,以清热泻火,而治胃火亢盛,胃火上炎,以致头痛、牙龈肿痛等症。

【伍用功能】

知母甘苦而寒,质润多液,既升又降,上能清肺热,中能清胃火,下能泻相火;生石膏甘辛而淡,体重而降,气浮又升,其性大寒,善清肺胃之热,又偏走气分,以清气分实热症。二药伍用,相互促进,清泄肺、胃实热、降血糖之力增强。

【主治】

1. 糖尿病,表现为上消口干、口渴,甚则大渴引饮血糖不降者。

2. 外感风寒,传变化热,或温热之邪,入于肺、胃,症见高热不退、口渴、烦躁,甚至神昏狂乱、脉象洪大而数等外感气分实热症。

3. 齿衄(牙龈出血)。

【常用量】

知母 6~10g。

石膏 15~30g,打碎先煎。

【经验】

生石膏、知母伍用,出自《伤寒论》白虎汤。治阳明病脉洪大而长,不恶寒,反恶热,舌上干燥,而烦躁不得卧,渴欲饮水数升者,以及脉滑数而手足逆冷,此热厥也,亦主之。

温病高热不退,生石膏宜重用,日用量可达 500g,盖本品辛甘发散,有透邪外达之力,其性寒可乘发散之势而逐热邪外解。若热邪久稽,宜与青蒿、白茅根伍用,以增强透发郁久之邪热也。

生石膏亦可轧细飞水,水量须多,取 1~2 大碗,频频饮之,以取微汗为佳,即古人所谓石膏可解肌退热者是也。

糖尿病属于"消渴"的范畴。所谓上消,多属肺阴虚而化热之故,宜用生石膏、知母为治。盖以生石膏甘寒清热,除烦止渴,用知母苦寒坚阴,滋阴润燥,二药相合,相得益彰,治疗上消诸症,确有实效。祝谌予老师云:"糖尿病渴饮无度者,加浮萍 30g,以解其渴,屡用屡验矣。"

黄芩　黄连

【单味功用】

黄芩又叫子芩、枯芩、条芩、酒芩、黄芩炭,为唇形科多年生草本植物黄芩 *Scutellaria baicalensis* Georgi 的根。味苦,性寒。入肺、胆、胃、大肠经。本品苦能燥湿,寒能清热,为清热燥湿、泻火解毒之品,用于治疗湿热蕴结所引起的泻痢腹痛、里急后重、痢下赤白,以及湿热黄疸等症。黄芩体轻主浮,又善清上焦肺火,用于治疗肺热咳嗽,炒炭入药,又可泻火止血,用于治疗热毒炽盛,迫血妄行的咯血、衄血、便血等症。此外,黄芩还有清热安胎之功,可用于治疗妊娠胎动不安等症。据现代中药药理研究,认为黄芩有解热、利尿、镇静降压作用,故可治疗高血压病、动脉硬化、自主神经功能紊乱,证属肝阳亢盛,有头痛、目眩、目赤、口苦、面红、心烦、失眠者。

黄连为毛茛科多年生草本植物黄连 *Coptis chinensis* Franch.、三角叶黄连 *C. deltoidea* CY. Cheng et Hsiao 或云连 *C. teetoides* CY. Cheng. 的根茎、根须及叶。味苦,性寒。入心、肝、胃、大肠经。本品大苦大寒,为泻心火、除湿热之佳品。它既能清热泻火(以清泻心、胃之火为主)、清心安眠、凉血止血、解毒止痢,用于治疗热性病之高热、烦躁、神昏谵语等症;又治阴血不足、心烦不眠之症;还治心火内炽、迫血妄行,以致衄血、吐血诸症,以及肠澼下痢(肠炎,痢疾)诸症。此外,还能泻火解毒,清胃止呕,解渴除烦,消痞除满,用于治疗目赤肿痛、口舌生疮、痈疽疔疾、胃热呕吐、心下痞满、胃火炽盛、消谷善饥、口干口渴等症。

黄连主要含小檗碱及其衍生物。黄连水煎剂可降低正常小鼠血糖,对抗正常小鼠腹腔注射葡萄糖或肾上腺素引起的血糖升高,还可改善小鼠的葡萄糖耐量。实验证明,小檗碱不影响胰岛素的分泌与释放,也不影响肝细胞膜胰岛素受体的数目和亲和力,认为小檗碱的作用可能为受体后效应。实验观察到小檗碱可以抑制以丙氨酸为底物的糖原异生,小檗碱的作用与血乳酸的升高密切相关,因而,认为小檗碱可能通过糖原异生或促进糖酵解产生降血糖作用。

【伍用功能】

黄芩清热燥湿,泻火解毒,止血,安胎;黄连清热燥湿,泻火解毒,止痢。黄芩苦寒,善于清肺、大肠火热;黄连苦寒,善泻心火,除湿散郁。二药参合,清热燥湿,泻火解毒,效果益彰。

【主治】

1. 糖尿病,症见烘热阵作等。

2. 上、中焦热盛所致的目赤肿痛、齿龈肿胀、牙齿疼痛、口舌生疮等症。

3. 热性病高热,烦躁不安等症。

4. 痈肿疔疮等症。

5. 湿热下痢诸症。

6. 妇人更年期之烘热、汗出等症。

7. 齿衄(牙龈出血),证属胃火炽盛者。

【常用量】

黄芩 6~10g。
黄连 3~6g。

【经验】

黄芩、黄连伍用,出自《伤寒论》。仲景善用芩连治湿热中阻,胸膈痞闷。观其半夏、干姜、甘草三泻心及葛根汤是也。黄芩、黄连伍用,《医宗金鉴》名曰二黄汤。治上焦火旺,头面大肿,目赤肿痛,心胸、咽喉、口、耳、鼻热盛,及生疮毒者。

作者体会,湿热在里,黄连善清湿生之热,黄芩善解热生之湿,二药参合,相得益彰,治湿热下痢甚妙。

施今墨老师认为,黄芩清肺火,黄连泻心火,二者取其酒炒,并走于上,清热解毒之力倍增,善除上焦实火诸症。

黄芩、黄连参合,乃祝谌予老师为治疗糖尿病之烘热阵阵而设。诸凡更年期综合征,症见烘热、汗出、心烦阵阵而作,均有良效,祝老告云:糖尿病尿液检验尿酮体阳性者,加茯苓 15g,亦有良效。

桂枝　黄连

【单味功用】

桂枝又叫嫩桂枝、桂枝尖。为樟科植物肉桂 *Ginnamomum cassia* Presl 的嫩枝。味辛、甘,性温。入心、肺、膀胱经。其体轻、色赤,有升无降。既能解肌发表、调和营卫,用于治疗外感风寒,表虚有汗,恶风,发热等症;又能温阳化气、利水消肿,用于治疗心脾阳虚,水湿内停,以致胸胁支满、心悸、气短,以及浮肿、小便不利等症;还能横行手臂、温经通脉、祛风除湿、宣通闭阻、祛寒止痛,用于治疗胸痹胸痛(冠心病心绞痛)、心悸、气短、憋气、脉结代等症;亦可治疗风寒湿痹,肩臂肢节疼痛,以及妇女经寒瘀滞、月经不调、闭经,痛经诸症。

黄连(见前文)。

【伍用功能】

桂枝辛散温通,解肌和营,温经通脉,散下肢寒凝;黄连苦寒泻火,清上焦之燥热。二药参合,一热一寒,寒热并用,调理阴阳,去除寒热之力益彰。

【主治】

糖尿病之上身燥热、下肢发凉等症。

【常用量】

桂枝 6~10g。

黄连 5~10g。

【经验】

黄连、桂枝伍用,为祝谌予老师临证经验所得,用于治疗糖尿病的上身燥热,下肢发凉诸症。笔者体会,还可用于自主神经功能紊乱、更年期综合征,症见上热下寒者,均有良效。临证之时,须辨寒热之比重,热甚者多用黄连,寒甚者多取桂枝,寒热等同者,二者各半。

豨莶草　鸡血藤

【单味功用】

豨莶草为菊科一年生草本植物豨莶 *Siegesbeckia orientalis* L.、腺梗豨莶 *S. pubescens* Mak. 或毛梗豨莶 *S. glabrecens* Mak. 的地上部分。味辛、苦,性微寒。入肝、心经。它既能祛风湿、通经络、活血脉、止痹痛,降低血沉,用于治疗风湿痹痛,以腰膝冷痛为甚者,以及卒中口眼㖞斜、语言不利、半身不遂等症;又能清热、解毒、除湿,用于治疗疮痈肿毒、风热痒疹、皮肤湿疹、湿热黄疸;还能清热、镇静、降压,用于治疗高血压病。

鸡血藤为豆科攀缘灌木密花豆(三叶鸡血藤)*Spatholobus suberectus* Dunn. 和香花崖豆藤(山鸡血藤)*Millettia dielsiana* Harms 等的藤茎。味苦、微甘,性温。入肝经。本品既可补血活血,用于治疗血虚经闭、月经不调、痛经,又能舒筋通络,用于治疗风湿痹痛、肢体麻木、瘫痪、跌打损伤等症。

【伍用功能】

豨莶草辛苦微寒,祛风湿、通经络、活血脉、止痹痛,降低血沉;鸡血藤苦甘温,补血活血,舒筋活络。豨莶草以通为主,鸡血藤以补为要。二药伍用,通补相合,养血通络、祛风除湿、舒筋止痛之力益彰。

【主治】

1. 糖尿病,症见肢体麻木,日久不愈等。
2. 风湿、类风湿关节炎,以顽麻为主症者。

【常用量】

豨莶草 15～30g。
鸡血藤 15～30g。

【经验】

豨莶草、鸡血藤伍用,为祝谌予老师治疗糖尿病之肢体顽麻诸症经验所得。笔者体会,亦可与桑寄生、桑枝,或与络石藤、海风藤之对药伍用,其效更彰。

千年健　狗脊

【单味功用】

千年健为天南星科多年生草本植物千年健 *Homalomena occulta*(Lour.)Schott 的干燥根茎。味苦、辛,性温。入肝、肾经。功专祛风湿、健筋骨,用于治疗风湿痹痛,腰膝冷痛,下肢拘挛、麻木等症。《本草正义》曰:"千年健,今恒用之于宣通经络,祛风逐痹,颇有应验。盖气味俱厚,亦辛温走窜之作用也。"

狗脊又名金狗脊、金毛狗脊,为蚌壳蕨科多年生草本植物金毛狗脊 *Cibotium barometz*(L.)J.Sm.的根状茎。味苦、甘,性温。入肝、肾经。为强筋骨要药。能补肝肾、强筋骨、祛风湿、利关节,用于治疗肝肾不足、风湿日久、腰背酸痛、足膝无力、病后足肿;也可用于腰脊僵硬、疼痛、屈伸不利等症(类似类风湿脊柱炎);还可治疗尿频、遗精、带下。《本草纲目》曰:"强肝肾,健筋骨,治风湿。"《别录》云:"疗失溺不节,男女脚弱,腰痛,风邪,淋露。""坚脊,利仰卧。"

【伍用功能】

千年健辛散苦燥温通,祛风湿、壮筋骨力强;金狗脊补肝肾,强筋骨,疗虚弱力胜。千年健以行散为主,金狗脊以滋补为要。二药伍用,一散一补,互制其短而展其长,强筋壮骨,恢复体力益增。

【主治】

1.糖尿病之两膝酸软等症。
2.风湿、类风湿关节炎,症见腰膝关节作痛、腿软无力等。

【常用量】

千年健6~10g。
狗脊10~15g。

【经验】

千年健、金狗脊伍用,为祝谌予老师治疗糖尿病并发两膝酸软无力而设。亦可与川续断、鸡血藤,或与川续断、桑寄生参合应用,其效更彰。

何首乌　女贞子

【单味功用】

何首乌又名首乌,为蓼科多年生草本植物何首乌 *Polygonum multiflorum* Thunb. 的块根。味苦、涩,性微温。制熟其味兼甘。入肝、肾经。它的根入土最深,其藤蔓延,极多且长,入夜交缠,含至阴之气,所以专入于肾,以补养真阴、益精填髓,用于治疗肝肾两虚、精血不足引起的头昏眼花、耳鸣重听、失眠健忘、须发早白、腰膝酸软、梦遗滑精,以及妇女产后带下等症。另外,也可用于治疗疟疾久发不止、气血虚弱等症。近代研究表明,还可用于治疗高血压、血管硬化、高胆固醇血症。

何首乌生品入药尚有解毒通便之功,用于治疗瘰疬、疮痈、皮肤瘙痒以及虚弱、老人大便秘结等症。

女贞子又名女贞实、冬青子,为木樨科常绿乔木植物女贞 *Ligustrum lucidum* Ait. 的成熟果实。本品凌冬青翠不凋,有贞守之操,故得女贞之名。味甘、苦,性平。入肝、肾经。能滋养肝肾、强健筋骨、乌须黑发,治肝肾不足、头晕、耳鸣、腰膝酸软、头发早白等症;又治阴虚阳亢所引起的头昏、目眩、耳鸣等症,还可治疗中心性视网膜炎、早期老年性白内障,证属肝肾阴虚者。《神农本草经》云:"主补中,安五脏,养精神,除百疾。"《本章正义》云:"养阴气,平阴火,解烦热骨蒸;止虚汗、消渴及淋浊、崩漏、便血、尿血、阴疮、痔漏,……明目止泪"。

女贞子果实中含齐墩果酸、甘露醇、葡萄糖,果皮含熊果酸、齐墩果酸、乙酰齐墩果酸。

郝志齐等报道,齐墩果酸 50~100mg/(kg·d),分 4 次皮下注射,共 7 次,可降低正常小鼠的血糖,对四氧嘧啶引起的小鼠糖尿病也有预防及治疗作用。分别对肾上腺素(0.2mg/kg,腹腔注射)或葡萄糖(2g/kg,腹腔注射)引起的小鼠血糖升高有降血糖作用,对实验性高脂血症大鼠和实验性高脂血症兔有明显降脂作用。

【伍用功能】

何首乌入走肝肾,不寒不燥,养血益肝,固精益肾,乌须黑发,强壮筋骨;女贞子凌冬青翠不凋,滋阴补肾,养肝明目,强壮筋骨,乌须黑发。二药均入肝、肾两经,相须而用,相互促进,补肝肾、壮筋骨、清虚热、疗失眠、凉血止血,乌须黑发之力益彰。

【主治】

1. 糖尿病之燥热伤津,津液亏损,肠燥失润,大便干结难下者。
2. 神经衰弱之失眠多梦,头昏眼花,腰膝酸软,下肢乏力等症。
3. 肝肾不足,体虚发热,须发早白等症。

【常用量】

何首乌 10~15g。
女贞子 10~15g。

【经验】

何首乌、女贞子伍用,治糖尿病之大便硬结、难下者,证属肝肾阴虚,津枯肠燥者,盖二药合用,取其质润多脂,用以润肠通便是也。若病情重者,亦可与当归15g、生白芍 30g 合用,其效更彰。

当归　白芍

【单味功用】

当归为伞形科多年生草本植物当归 *Angelica sinensis* (Oliv.) Diels. 的根。味甘、辛,性温。入心、肝、脾经。本品辛甘温润,以甘温和血,辛温散寒,为血中气药。它既补血、养血,又柔肝止痛、活血止痛,用于治疗血虚引起的头昏、目眩、心悸、疲倦、脉细等症;又能治疗血虚腹痛、月经不调、月经稀少、经期错后、经闭、痛经,以及跌打损伤、风湿痹痛、疮痈肿痛、冠心病心绞痛、血栓闭塞性脉管炎、浅部血栓性静脉炎等病症,还能养血润燥、滑肠通便,用于治疗阴血虚少引起的肠燥便秘。

白芍又名白芍药,为毛茛科多年生草本植物芍药 *Paeonia lactiflora* Pall. 的根。味苦、酸,性微寒。入肝经。本品既能养血敛阴,以治血虚引起的月经不调、痛经、崩漏,以及自汗、盗汗等症;又能平抑肝阳,以治肝阴不足、肝阳上亢,症见头胀、头痛、眩晕、耳鸣,或烦躁易怒等;还能柔肝止痛,用于肝气郁滞、胸胁疼痛,肝气犯胃、胃脘疼痛,肝脾不和、腹部挛急、疼痛,以及血虚、血不养筋引起的手足肌肉挛急、疼痛等症。

【伍用功能】

当归甘温和血,辛温散寒,为血中气药,补血和血,养血润燥,滑肠通便,柔肝通络,活血止痛;白芍酸寒,养血敛阴,柔肝止痛,润肠通便。二药伍用,补血养阴,润肠通便,缓急止痛之力益彰。

【主治】

1. 糖尿病之燥热伤津,津液亏损,肠干失润所引起的大便硬结难下等症。
2. 热性病之津枯肠燥、大便干结难下等症。
3. 血虚肝旺,以致胁肋疼痛,胃脘胀痛;筋脉失养,肚腹挛急、疼痛,手足挛急、疼痛等症。

【常用量】

当归 15~20g。
白芍 20~30g。

【经验】

当归、白芍伍用,以治糖尿病之大便难确有实效,但用量宜大,当归不得少于15g,否则影响疗效。若病情较重者,亦可取何首乌 15g,女贞子 15g 参合,其效更著。

白果　枳壳

【单味功用】

白果又叫银杏,为银杏科落叶乔木银杏 *Ginkgo biloba* L. 的成熟种子。味甘、苦、涩,性平,有小毒。入肺经。既能敛肺气、平喘咳,用于治疗喘咳、气逆、痰多等症;又能除湿收敛,涩精止带,用于治疗白浊带下等症。

枳壳为芸香科小乔本植物酸橙 *Citrus aurantium* L. 或香橼 *Citrus wilsonii* Tanaka. 等接近成熟的果实(去瓤)。生用或麸炒用。味辛、苦,性微温。入脾、胃经。本品辛散苦降,善走肺胃气分,功专下气开胸、利肺开胃、行气消胀、宽胸快膈,用于治疗胸膈皮毛之疾,脾胃心腹之病,如咳嗽胸满,胁肋胀痛,脘腹痞闷、胀痛,食欲减退,大便不调等症。

【伍用功能】

白果甘苦而涩,敛肺气、平喘咳,收敛止带;枳壳辛散苦降,下气开胸,利肺开胃,行气消胀,宽胸快膈。白果以收敛为主,枳壳以行散为要,二药伍用,一收一敛,补肾益精,固肾缩尿之力益彰。

【主治】

1. 糖尿病之肝肾不足,固摄无能,以致夜尿频数,或尿液清长等症。
2. 咳嗽气喘,久久不愈,纳气欠佳者。
3. 妇入肝肾不足,带脉约束无力,症见带下清稀,久久不愈者。

【常用量】

白果 6~10g。

枳壳 6~15g。

【经验】

白果、枳壳伍用,为治疗糖尿病夜尿频数而设。临证之际,常与桑螵蛸、益智仁参合,用以增强疗效。

川芎　白芷　菊花

【单味功用】

川芎又名抚芎,为伞形科多年生草本植物川芎 *Ligusticum chuanxiong* Hort. 的根茎。味辛,性温。入肝、胆、心包经。本品辛温香窜,走而不守,能上行巅顶,下达血海,外彻皮毛,旁通四肢,为血中之气药。故有活血行气、祛风止痛之功,用于治疗冠心病心绞痛,妇女月经不调、经闭、痛经、难产、胞衣不下,以及头痛、目痛、跌打损伤、疮疡肿痛、风湿痹痛等。

白芷为伞形科多年生草本植物兴安白芷 *Angelica dahurica* Benth. et Hook. 或川白芷 *A. anomala* Lallem. 或杭白芷 *A. taiwaniana* Boiss. 的根。味辛,性温。入肺、胃经。色白气香,升多于降,善走气分,又走血分。既能祛风燥湿、通窍止痛,用于治疗外感风寒、头痛、鼻塞、阳明经头痛、眉棱骨痛、头风痛、齿痛等症;又能消肿排脓、止痛,用于治疗疮疡肿痛,未溃者能消,已溃者能排;还能燥湿止带,用于治疗妇人寒湿带下等症。

白芷根含呋喃香豆素、当归素、白当归脑、氧化前胡内酯、欧前胡内酯、异欧前胡内酯等,其中的氧化前胡内酯具有降糖活性。日本大阪医科药科大学的安田正秀从白芷中提取得呋喃香豆素,以 100mg/kg 给大鼠腹腔注射,6 小时后测定血浆葡萄糖水平,结果血糖下降6%。

菊花为菊科多年生草本植物菊 *Chrysanthemum morifolium* Ramat. 的头状花序。味辛、甘、苦,性微寒。入肝、肺经。本品质轻气凉,为疏风清热之要药,用于治疗外感风热,温病初起之头痛、发热等症,又能清肝泻火、平降肝阳,用于治疗肝阳上扰、头痛头晕、肝火上攻、目赤肿痛等症,还能清热解毒,用于治疗疮疡肿毒诸症。

【伍用功能】

川芎辛温,血中气药,功专行气活血,祛风止痛;白芷辛温,芳香气浓,善祛风燥湿,通窍止痛;菊花甘苦寒,能升能降,既补又泻,疏散风热,养肝明目。三药合参,直达头面,辛凉芬芳,祛风止痛,活血通络之功益彰。

【主治】

1. 糖尿病视网膜病变所引起的视物模糊、视力下降等。
2. 头痛、头晕、目痛流泪等症,证属血虚肝旺受风而致者。
3. 面神经麻痹(面瘫)、面肌痉挛、三叉神经痛(面痛)。

【常用量】

川芎 6~10g。
白芷 6~10g。
菊花 6~10g。

【经验】

川芎、白芷与菊花伍用,为祝谌予老师经验所得。治疗头面部多种病症均有良效。治面瘫,与牵正散合用;治面痛,与蜈蚣、全蝎、杭白芍、炙草参合;治头痛、头晕,与何首乌、白蒺藜、女贞子、旱莲草伍用;治目疾,与谷精草、密蒙花参合,亦可与杞菊地黄汤合用。

枸杞子 续断

【单味功用】

枸杞子为茄科落叶灌木宁夏枸杞 *Lycium barbarum* L. 和枸杞 *L. chinense* Mill. 的成熟果实。味甘,性平。入肝、肾经。本品质体柔润多液,是补养肝肾冲督精血之品。功擅补阴壮水、滋水涵木,以治肝肾不足,精血亏损引起的腰膝酸软、头昏耳鸣、遗精滑泄,以及肝肾不足,精血不能上荣于目引起的眼目昏花、视力减退(类似早期老年性白内障)。另外,对肝脏尚有保护作用,可用于治疗慢性肝炎、肝硬化,证属阴虚者;还可用于消渴、虚痨咳嗽。

宁夏枸杞和枸杞的果实均含甜菜碱、胡萝卜素、维生素、烟酸、β-谷甾醇、亚油酸。《中国医学百科全书》云:宁夏枸杞提取物对大鼠有显著而持久的降糖作用,使糖耐量升高,有效成分是胍类衍生物及黄酮类。枸杞对脂质代谢及脂肪肝的治疗作用,其有效成分为甜菜碱。

续断又名川断。为山萝卜科多年生草本植物续断 *Dipsacus japonicus* Miq. 或川续断 *D.* 阿斯佩尔若克 Wall. 的根。味苦,性温。入肝、肾经。本品既能补肝肾、强筋骨、通血脉、止疼痛,用于治疗肝肾不足,血脉不利引起的腰腿疼痛、足膝无力,以及风湿痹痛、筋骨拘急等症;又有补肝肾、固冲任,用于治疗冲任不固引起的月经过多、崩漏下血、腰痛、腹痛以及妊娠下血、胎动不安等症;还能通利血脉、疏通关节、接骨疗伤,用于治疗跌打损伤所引起的腰膝、四肢关节肿痛等证。

【伍用功能】

枸杞子甘寒性润,色赤走血分,补肾益精,养肝明目;续断补肝肾、强筋骨、通利血脉。二药伍用,补肾益精,固肾缩尿之力益彰。

【主治】

1. 糖尿病之夜尿频数等症。
2. 肝肾不足,腰膝酸软,头昏、眼花等症。

【常用量】

枸杞子 10~15g。

续断 15~20g。

【经验】

枸杞子、续断伍用,乃祝谌予老师为治疗糖尿病之夜尿频数、尿液清长等症而设。盖肾者封藏之本,职司二便,糖尿病以虚为本,封藏失职,肾气不固,遂有夜尿频数,或小便清长之症。以枸杞子补肝肾、固肾气,伍续断以补肝肾、壮筋骨、行血脉,二者参合,固肾缩尿之力益彰。

刺蒺藜　夜交藤

【单味功用】

刺蒺藜又叫白蒺藜,为蒺藜科一年生或多年生草本植物蒺藜 *Tribulus terrestris* L. 的果实。味苦、辛,性平。入肝经。本品质轻色白,可升可降,可散可补。它既可宣散肝轻风邪,以祛风明目、除风止痒,用于治疗风热为患,目赤多泪、头目疼痛,以及风疹瘙痒、白癜风等;又能平肝熄风、疏肝解郁,用于治疗肝经风邪上扰,以致头晕、目眩、头痛等症(高血压病,证属肝阳上亢者也宜使用);也可用于肝气郁结所引起的胸胁不舒、乳闭不通、乳房胀痛等症。另外,它还有行血去瘀之功,可用于癥瘕积聚(肝脾肿大)以及心绞痛。

夜交藤又叫首乌藤,为蓼科多年生草本植物何首乌 *Polygonum multiflorum* Thunb. 的藤。味甘,性平。入心、肝经。本品甘平,既能养心安神,用于治疗失眠、多汗等症;又能通络祛风,用于治疗血虚肢体酸痛等症;还能祛风止痒,用于治疗风疮疥癣等皮肤病。

【伍用功能】

白蒺藜质轻色白,入走肝经,平肝熄风,舒肝解郁,祛风明目,镇静止痒;夜交藤入心、肝两经,既能养血安神,又能祛风通络。白蒺藜以走为主;夜交藤以守为要。二药伍用,一走一守,相互制约,相互为用,养心安神,舒肝解郁之力益彰。

【主治】

1. 糖尿病之失眠、多梦,证属心肝两虚者。
2. 神经衰弱,失眠、多梦、心烦、头昏、头痛等症,证属心肝两虚者。

【常用量】

白蒺藜 6~10g。
夜交藤 10~15g。

【经验】

白蒺藜、夜交藤伍用,善治心肝血虚,肝郁不舒之失眠、多梦。心肾不交者,与炒远志、节菖蒲伍用;心烦急躁者,与炒山栀子、豆豉参合;心悸、怔忡者,与仙鹤草、地锦草配伍;心胸胀闷者,与地锦草、分心木参合,其效更著。

防己　茯苓

【单味功用】

防己为防己科多年生木质藤本植物粉防己 *Stephania tetrandra* S. Moore 或马兜铃科多年生缠绕草本植物广防己 *Aristolochiafangchi* Wu. 的根。味苦、辛,性寒。入肺、脾、膀胱经。本品苦降寒泄,善走下行,能行十二经脉、通腠理、利九窍、泻下焦血分湿热而利水消肿,用于治疗下焦湿热、水肿、小便不利等症;又能祛风除湿、通经络、止疼痛,用于治疗湿热之邪所引起的肢体疼痛,以及风湿痹痛。

茯苓又名云茶。为多孔菌科真菌茯苓 *Poria cocos*(Schw.)Wolf 的菌核。味甘,性平。入心、肺、脾、胃、肾经。本品甘淡而平,甘则能补、淡则能渗,既能扶正,又能祛邪,功专益心脾、利水湿,且补而不峻,利而不猛,故为健脾渗湿之要药。用于治疗脾虚运化失常、水湿内蕴,症见食少脘闷、便溏泄泻,或痰饮停滞、咳逆胸闷,或小便不利、水肿等;还能宁心安神,用于治疗心悸、失眠等证。

茯苓主要含有茯苓酸、多聚糖类、茯苓聚糖等,药物试验有降血糖作用,茯苓的乙醇提取物具有使家兔血糖升高后降低的作用。《中华药海》曰:"茯苓对脾阳不足之消渴尤佳。消渴多由胃燥传脾,脾喜燥而恶湿,脾热过甚,阴津消烁,遂呈脾阳不足之证。临床常见三多症状以多食为突出,时食时饥(食而不饱),疲乏无力,肌肉瘦瘪,舌红少苔,脉细数,右关脉尤显。茯苓味独甘淡,甘则能补,淡能利渗;甘淡属土,用补脾阳,脾脏受益,中气既和,阴精充养,则津液自生,口焦舌干烦渴多食亦解。"《名医别录》载:"茯苓,止消渴,好睡,大腹,淋漓,膈中疾水,水肿淋结。开胸腑,调脏气,伐肾邪,长阳,益气力,保神守中。"

【伍用功能】

防己苦降寒泄,善走下行,通行十二经脉,通腠理、利九窍、泻下焦血分湿热而利水消肿;茯苓甘淡而平,甘补淡渗,益心脾、利水湿,补而不滞,利而不猛,为健脾利湿消肿之要药。防己以行散为主,茯苓以补脾阳为要。二药伍用,一散一补,补不恋邪,利不伤正,共收利水消肿之妙用。

【主治】

1. 糖尿病之水肿、小便不畅等症。
2. 慢性肾炎,尿路感染诸病。

【常用量】

防己 6~10g。

茯苓 10~30g。

【经验】

防己、茯苓伍用,为治疗糖尿病水肿而设。若脾肾阳虚甚者,宜与附片、白术参合,其效更著。

石韦　草薢

【单味功用】

石韦为水龙骨科多年生草本植物庐山石韦 *Pyrrosia sheareri*(Bak.) Ching 和有柄石韦 *P. petiolusa*(Christ) Ching. 或石韦 *P. lingua*(Thunb.) Farw. 的叶片。味苦、甘,性微寒。入肺、膀胱经。本品既能清肺热,以治肺热咳嗽;又能利膀胱湿热,利尿通淋,以治热淋、血淋、石淋等症;还能清热止血,以治血热妄行所引起的吐血、衄血、崩中漏下等症。

草薢又名粉草薢,为薯蓣科多年生蔓生草本植物粉背薯蓣 *Dioscorea hypoglauca* Palib. 或绵草薢 *Dseptemloba* Thunb. 等的干燥根茎。味苦,性微寒。入肝、胃经。本品气薄、善走下焦,而利水湿、泌清浊,用于治疗下焦湿浊郁滞引起的膏淋(淋证的一种,症见小便浑浊如米泔,或如鼻涕,或如脂膏,溲行不畅。临床辨证,有虚实之分。虚证多因脾肾虚弱,不能约束脂液,尿出时无灼热感,涩痛亦轻,常伴有腰膝酸软、头晕耳鸣、气短体倦等;实证多因湿热蕴结下焦,以致气化不利,清浊相混,脂液失约,尿时灼热、涩痛,可兼见头痛、发热、腰痛等)、遗精、妇女带下等症;又治皮肤湿疹、慢性皮炎、脓疱疮,证属湿热者。还能祛风湿而舒筋通络,用于治疗风湿痹痛(以湿胜为主)、关节不利、腰膝疼痛。

【伍用功能】

石韦微寒,上能清肺热,下可利膀胱,肺为水之上源,源清则流自洁;萆薢苦平,祛风除湿,利水通淋,泌别清浊。石韦以通为主,萆薢以利湿为要。二药伍用,利尿消肿之功益增。

【主治】

1. 糖尿病,症见下肢水肿等。
2. 产后下肢水肿诸症。
3. 尿路感染,湿热下注,以致小便不利,下肢水肿等症。
4. 尿路结石诸症。
5. 原因不明之下肢水肿。

【常用量】

石韦 10～15g。
萆薢 15～30g。

【经验】

石韦、萆薢伍用,为祝谌予老师治疗产后水肿常用的经验对药之一,亦可用于糖尿病之下肢水肿。盖产后劳伤气血,腠理空虚,外邪乘虚而入,邪搏于气,不得宣越,故令虚肿轻浮。与生黄芪、当归伍用,益气补血。治糖尿病水肿,宜与车前子、旱莲草参合。

仙茅　淫羊藿

【单味功用】

仙茅为石蒜科多年生草本植物仙茅 *Curculigo orchioides* Gaertn. 的根茎。味辛，性热，有小毒。入肾、脾、肝经。本品既能补命火而兴阳事，用于治疗肾阳不足、命门火衰引起的阳痿、精冷、小便频数，或遗尿等症，又能温肾阳、温脾阳、促运化，用于治疗脾肾阳虚引起的脘腹冷痛、食欲减退、大便溏薄，甚则泄泻等症；还能补肾阳、强筋骨、祛寒湿、止疼痛，用于治疗肾阳不足、筋骨不健，以致腰膝冷痛、四肢无力，以及寒湿痹痛、筋脉拘急等症。另外，还可用于治疗妇女更年期高血压病。

淫羊藿为小檗科多年生草本植物淫羊藿 *Epimedium gradiflorum* Morr. 和箭叶淫羊藿 *E. sagittatum*（S. et Z.）Mcxim. 或心叶淫羊藿 *E. brevicornum* Maxim. 的全草。味辛，性温。入肝、肾经。本品辛香甘温，既能补命火、兴阳事、益精气，用于治疗肾阳虚衰引起的遗精、阳痿、尿频、腰膝酸软、神疲体倦等症；又能祛风湿、强筋骨，用于治疗风湿痹痛、四肢麻木、筋脉拘急，或兼见筋骨痿软、下肢瘫痪等症；还能舒张周围血管、降低血压，用于治疗高血压病，证属阴阳俱虚，表现面色苍白、腰膝酸软、夜尿多、舌质淡红、脉细、男子阳痿、女子月经不调。还能止咳平喘，用于治疗阳虚咳嗽之症。

淫羊藿主要含黄酮类化合物、木脂素、生物碱、挥发油等。它的叶和茎中含淫羊藿苷，淫羊藿次苷，去氧甲基淫羊藿苷，β-去水淫羊藿素，淫羊藿糖苷 A、B、C、D、E。

箭叶淫羊藿尚含异槲皮素、箭叶淫羊藿苷 A、B、C 等。

陈发春报道，淫羊藿苷口服能使高血糖大鼠血糖降低。

【伍用功能】

仙茅辛热，温肾壮阳，祛寒湿，壮筋骨；淫羊藿甘温，补肾助阳，祛风除湿，降血压。二药伍用，相互促进，补肾壮阳、祛风除湿、降血压的力量增强。

【主治】

1. 糖尿病合并冠心病、阳痿诸症。

2. 高血压病,症见阳虚畏寒、肢冷、腰膝软弱无力等。

3. 妇女更年期综合征。

【常用量】

仙茅 6~10g。

淫羊藿 6~15g。

【经验】

仙茅、淫羊藿伍用,出自上海曙光医院《中医方剂临床手册》二仙汤。治更年期综合征、更年期高血压、闭经,以及其他慢性疾病证属肾阴、肾阳不足而虚火上炎者。实验研究证明,对实验性高血压有显著降压作用,还有促进排卵,提高黄体水平的作用。对功能性子宫出血,当血止之后,在辨证的基础上加仙茅、淫羊藿,尚有促进卵巢功能的恢复,从而建立正常的月经周期。

肾为五脏之本,阴阳之根。心主血的功能有赖肾的资助。而冠心病的发生又多见于中、老年人,因此,本病其位在心、其本在肾。《素问·脏气法时论》云:"肾病者,……虚则胸中痛。"故补肾培本为治疗本病之重要法则。李介鸣老师说:"欲养心阴,必滋肾阴,欲温心阳,必助肾阳",故取仙茅、淫羊藿补肾,燮理阴阳而治其本也。

刺蒺藜　　地肤子

【单味功用】

刺蒺藜(见前文)。

地肤子为藜科一年生草本植物地肤 *Kochia scoparia* (L.) Schrad. 的成熟果实。味苦,性寒。入膀胱经。本品既能清热利湿,用于治疗膀胱湿热,小便不利,淋沥涩痛等症;又能祛风止痒,用于治疗皮肤瘙痒、疥癣、湿疮等症。

【伍用功能】

刺蒺藜辛散苦泄,轻扬疏散,既能宣散外束风热,祛风明目止痒,又能平肝熄内风,疏肝行气解郁;地肤子辛苦气寒,走表外散肌肤之风而止痒,入里内清湿热而利尿。二药伍用,相辅相成,散风清热,除湿止痒。

【主治】

1. 糖尿病性皮肤瘙痒症。

2. 风疹、荨麻疹、湿疹诸症。

3. 妇女外阴瘙痒症。

【常用量】

刺蒺藜 6~10g。

地肤子 10~15g。

【经验】

白蒺藜、地肤子伍用,为祝谌予老师治疗糖尿病引起的皮肤瘙痒症特设对药。临证之际,常与降糖对药方(生黄芪 30~50g,大生地黄 30g;苍术 15g,玄参 30g;丹参 30g,葛根 15g)参合。治疗风疹,与紫草、浮萍、炒芥穗、炒防风伍用。治疗荨麻疹,与过敏煎(银柴胡、五味子、乌梅、防风、甘草)参合;治疗妇女外阴瘙痒,亦可取生大黄 30g、芒硝 30g、川椒 15g、艾叶 15g、黄柏 30g、薄荷 15g,煎水外洗。

知母　黄柏

【单味功用】

知母(见前文)。

黄柏又名檗皮、黄檗,为芸香科落叶乔木黄檗(关黄柏)*Phellodendron amurense* Rupr. 和黄皮树(川黄柏)*P. chinense* Schneid. 除去栓皮的树皮。味苦,性寒。入肾、膀胱、大肠经。本品沉阴下降,生用降实火,炙用不甚伤胃,酒制治上,蜜制治中,盐制治下,炒黑能止血、止带。它既能清实热、退虚热,而侧重于泻相火、退虚热,用于治疗阴虚发热、骨蒸潮热、梦遗滑精等症;又能清热燥湿、泻火解毒,用于治疗湿热黄疸、湿热下痢、热毒疮疡、湿疹,以及湿热下注所引起的赤白带下、足膝肿痛、热淋

（小便涩痛）等症。

黄柏树皮主要含有小檗碱、黄柏碱、木兰碱、掌叶防己碱等生物碱，以及黄柏酮、黄柏内酯、黄柏酮酸、β-谷甾醇、豆甾醇、茶油甾醇和多糖。

刘安强等报道，小鼠灌服小檗碱，剂量分别为每公斤 10mg、40mg、80mg、120mg，结果达 40mg/kg 时，已能显著降低正常小鼠血糖，也呈明显的量效关系。给正常小鼠腹腔注射葡萄糖或肾上腺素引起血糖升高，小檗碱可以对抗这种作用。给正常小鼠静注四氧嘧啶，使血糖升高后再灌服 50mg（kg·d）的小檗碱，可明显降低四氧嘧啶糖尿病小鼠的血糖，同时证明，灌服小檗碱 15 天，可使自发性糖尿病小鼠血糖下降和改善葡萄糖耐量。小檗碱可能通过抑制糖原异生和（或）促进糖酵解而产生降血糖作用。小檗碱对 2 型糖尿病患者及实验性糖尿病动物均有明显降低血糖效果，患者临床症状基本消失，血清胰岛素水平上升。通过实验动物病理检查胰 B 细胞的观察表明，小檗碱有促进 B 细胞修复的作用。此外，小檗碱可以降低喂饲高胆固醇乳剂小鼠的血清胆固醇水平，体外可以抑制家兔血小板聚集。

【伍用功能】

知母甘寒滋肾润燥，苦寒清热泻火；黄柏苦寒坚阴，清热燥湿，泻火解毒，善退虚热。二药伍用，相互促进，滋阴清热退热，泻火解毒除湿，降低血糖之力益彰。

【主治】

1. 糖尿病，血糖增高不降，前阴瘙痒等。

2. 阴虚发热，骨蒸潮热，盗汗等。

3. 阴虚火旺，相火妄动，以致梦遗、滑精、妇人阴痒等。

4. 小便不利，证属阴虚阳不能化者。

5. 男子"强中"，女子性欲亢进，均宜选用。

【常用量】

知母 6~10g。

黄柏 6~10g。

【经验】

知母、黄柏伍用，出自李东垣《兰室秘藏》滋肾丸。治下焦湿热，小便癃闭，点滴不通。李杲曰："知母其用有四：泻无根之肾火，疗有汗之骨蒸，止虚劳之热，滋化源之阴。仲景用此白虎汤治不得眠者，烦躁也。烦出于肺，躁出于肾，君以石膏，佐以知母之苦寒，以清肾之源，缓以甘草、粳米，使不速下也。又凡病小便闭塞而渴者，热在上焦气分，肺中伏热，不能生水，膀胱绝其化源，宜用气薄味薄淡渗之药，以泻肺火、清肺金而滋水之化源。若热在下焦血分而不渴者，乃真水不足，膀胱干涸，乃无阴则阳无以化，法当用黄柏、知母大苦大寒之药，以补肾与膀胱，使阴气行而阳气自化，小便自通。"李时珍曰："知母之辛苦寒凉，下则润肾燥而滋阴，上则清肺金泻火，乃二经气分药也，黄柏则是肾经血分药，故二药必相须而行。"《本草正》载："古书言知母佐黄柏滋阴降火，有金水相生之义。盖谓黄柏能制膀胱，命门阴中之火，知母能消肺金，制肾水化源之火，去火可以保阴，是即所谓滋阴也。故洁古、东垣皆以为滋阴降火之要药。"张元素《医学启源》曰："凡小便不利，知母黄柏为君，茯苓、泽泻为使。"

知母、黄柏、甘草伍用，张景岳定名为"正气汤"，治阴分有火盗汗。

强中即阴茎勃起坚硬，久久不痿而精液自泄的病症。

黄精　玉竹

【单味功用】

黄精为百合科多年生草本植物黄精 *Polygonatum sibiricum* Redoute 或囊丝黄精 *P. cyrtonema* Hua 以及同属若干种植物的根。味甘、性平。入脾、肺、肾经。本品既能补脾气、益脾阴，用于治疗脾胃虚弱，倦怠食少，或病后虚羸，体倦乏力；又能补肾益精，用于治疗肾虚精亏之腰酸、头晕、足软等症；还能滋阴润肺，用于治疗肺虚燥咳诸症。

黄精主要含有黏液质、淀粉及糖类，囊丝黄精的根茎含吖啶羧酸、天门冬氨酸、高丝氨酸、洋地黄糖苷以及多种蒽醌类化合物。药理试验证明，黄精煎剂可使正常动物的血糖先升后降，对肾上腺素高血糖动物有明显的降血糖作用。《本经逢原》载："黄精，宽中益气，使五脏调和，肌肉充盛，骨髓强坚，皆是补阴之功。"《湖南农村常用中草药手册》载："补肾健脾，强筋壮骨，润肺生津。"

玉竹（见前文）。

【伍用功能】

黄精甘平,补脾益肾,滋阴润肺,强筋壮骨,降低血糖;玉竹甘寒,质润多液,养阴润燥,补肾防衰,生津止渴。二药伍用,肺、脾、肾同治,以收上源水清,中焦健运,下源益固,消渴诸症可愈。

【主治】

1. 糖尿病诸并发症。

2. 咳嗽、气喘,证属脾虚肺燥,肾气不振者。

3. 脾胃病,证属脾肾两虚,见倦怠食少,纳后不消,腰酸腿软等。

【常用量】

黄精 10~20g;鲜品 30~60g。

玉竹 10~15g。

【经验】

黄精、玉竹伍用,是为治疗糖尿病而设。二药同用,是取健脾胃、促运化,敛脾精、止漏浊之意,实属治其本也。

苦瓜 茶叶

【单味功用】

苦瓜又名锦荔枝。为葫芦科植物 *Momordica charantia* L. 的果实。味苦,性寒。入心、肝、胃经。功专清暑涤热,明目,解毒,降低血糖,用于治疗热病烦渴引饮,中暑,痢疾,赤眼疼痛,痈肿丹毒,恶疮,以及糖尿病诸症。

近年来,日本陆续从苦瓜果实、种子及藤、叶中分离出葫芦素衍生物——三萜烯苷,结构类似人参皂苷,可能是降血糖的活性成分。另外,三萜烯苷性质较胰岛素稳定,故口服能奏效。

原广州军区军医学校从苦瓜的新鲜果实中分离出一种降血糖多肽物质,在酸性溶液中易溶解,等电点亦偏向酸性,可与胰岛素抗体结合,对正常鼠与四氧嘧啶糖尿病鼠有明显降糖作用。

成熟果实的提取物中含两种物质,一种使己糖激酶活性减弱,抑制葡萄糖浓集于细胞中的氧化作用,另一种抑制小肠摄取葡萄糖而有降血糖作用。

茶叶又叫苦茶、腊茶、细茶等。为山茶科植物茶 Camellia sinensis O. Ktze. 的芽叶。味苦、甘,性凉。入心、肺、胃经。有清头目,除烦渴,消食化痰,利尿,解毒之功。用于治疗头痛,目昏,多睡善寐,心烦口渴,食积痰滞,痢疾等症。

《中国医学百科全书》记载,茶叶含嘌呤类生物碱,以咖啡因为主,含量为 1%~5%,并含微量的可可豆碱、茶碱和黄嘌呤。含有的鞣质以没食子酰-左旋-表没食子儿茶精为主,并含少量左旋表没食子儿茶精、没食子酰表儿茶精、左旋表儿茶精等。咖啡因在茶叶中大部分与鞣质结合而存在。含有的挥发油约 0.6%,是茶叶的香气成分,主要分为 β, γ-己烯醇,占 50%~90%;其余为 α-己烯醇、芳樟醇及其氧化物、牻牛儿醇等。还含有三萜皂苷及其苷元茶皂醇、茶叶皂苷等;维生素 C、少量胡萝卜素、二氢麦角甾醇、槲皮素、山奈酚等。

谢晓风等报道,茶叶含复合多糖 T、P、S,具有明显降低血糖、增强免疫功能及降低血清胆固醇和三酰甘油的作用。蔡鸿思报道,茶叶愈粗老,治疗糖尿病的效果愈好,有效率可达 70%。

【伍用功能】

苦瓜苦寒,清热泻火;茶叶甘凉,气味芳香,升降兼备,清热去火,开郁利气,醒脾利尿,消食化痰。二药伍用,相得益彰,清热泻火,降低血糖之力增强。

【主治】

1. 糖尿病之多饮、多食、多尿等症。

2. 热病津伤引起的各种症状。

3. 暑病发热口渴等症。

【常用量】

苦瓜 3~6g;鲜品 1 个。

茶叶 15~30g。

【经验】

苦瓜、茶叶伍用,出自《福建中草药》苦瓜茶叶饮。用以治疗暑病发热,热病伤津,消渴多饮、多食、多尿。制作法:取鲜苦瓜 1 个,洗净截断去瓤,装茶叶 30g,再将苦瓜接合,用绳挂于通风阴凉处阴干。每次取 6 ~ 9g,水煎服,或沸水冲泡代茶饮用。

第五章　针灸疗法

针灸治疗糖尿病的历史悠久,在中医典籍中早有记载。现代应用针灸治疗糖尿病显效率达75%以上,尤其对防治糖尿病并发症也有满意的效果。仅将有关事项简述如下。

第一节　治疗作用

针灸治疗糖尿病及其并发症的作用有如下几个方面。

1.针刺可使胰岛素水平升高,胰岛素靶细胞受体功能增强,加强胰岛素对糖原的合成代谢及氧化酵解和组织利用的功能,从而降低血糖。

2.针刺后糖尿病患者 T_3、T_4 含量下降,表明血液中甲状腺素含量降低,从而减少对糖代谢的影响,有利于降低血糖。

3.针刺可使糖尿病患者全血比黏度、血浆比黏度等血液流变异常指标趋向正常,这对改善微循环障碍,防止血栓形成,减少糖尿病慢性并发症有重要意义。

4.针刺能调整中枢神经系统,从而影响胰岛素、甲状腺素、肾上腺素等分泌,有利于糖代谢紊乱的纠正。

第二节　辨证施治

糖尿病的针灸治疗,中医仍以三消辨证为主,也有按阴阳、脏腑、气血、津液辨证施治者,分述如下。

一、三消分型论治

(一)上消

【主症】烦渴多饮,口干舌燥,纳食较多,尿频量多,舌红、苔薄黄,脉细滑数。
【治则】清热润肠,生津止渴。

【处方】

1. 肺俞、胰俞、脾俞、鱼际;

2. 心俞、胰俞、脾俞、少府;

3. 身柱、八椎下。

【加减】

1. 咽喉干燥、疼痛,加鱼际、少商;

2. 口渴甚者,加金津、玉液。

[操作法]

肺俞、心俞、胰俞、脾俞:俯卧位取穴。在背部膀胱经第 1 侧线上,当第 3、5、8、11 胸椎棘突下,旁开 1.5 寸处是穴。向上或向下斜刺 0.5~1 寸;或向脊柱方向斜刺 0.5~1.2 寸。施以平补平泻手法。

鱼际:侧掌,微握拳,腕关节微向下屈取穴。①在手拇指本节(第 1 掌指关节)后凹陷处,约当第 1 掌骨中点桡侧,赤白肉际处;②在第 1 掌骨中点之掌侧赤白肉际处是穴。直刺 0.5~0.8 寸,针刺用泻法。

少府:仰掌取穴。①第 4、5 掌骨之间,握掌时,当小指尖处;②当第 4、5 掌指关节后方,在小指端与无名指端之间是穴。针刺 0.3~0.8 寸,针刺用泻法。

少商:侧掌,微握拳,拇指上翘取穴。①在拇指末节桡侧,距指甲角 0.1 寸;②在大拇指桡侧去爪甲 1 分处是穴。针尖略向上斜刺 0.1 寸,或三棱针点刺放血。

金津、玉液:正坐张口,舌尖抵上颚(天花板)取穴。当舌系带左侧、右侧之静脉是穴(左穴为金津,右穴为玉液)。多用三棱针点刺出血。

身柱:俯伏位取穴,或正坐低头位取穴。①在后正中线第 3 胸椎棘突下凹陷中;②在后正中线与两肩胛冈高点连线之交点处。斜向上刺 0.5~1 寸。

八椎下:俯卧取穴,或正坐低头位取穴。在第 8 胸椎棘突下,两胰俞穴连线的中点凹陷处是穴。斜向前上方刺 1~1.5 寸,令针感向前胸放散为佳。

【方解】

肺俞、心俞、胰俞、脾俞:为相应各脏之气输注于背部足太阳膀胱经的处所,针刺这些腧穴,可激发、调整本脏之功能,从而起到养肺阴、清燥热、健脾胃、促运化、止漏浊、降血糖之效。

少府:为手少阴心经腧穴、荥穴、火穴,乃心脏之气汇聚之处,有清心火、安心神之效。

少商—鱼际：二穴伍用，原为治疗咽喉肿痛而设。鱼际为手太阴肺经腧穴，乃本经脉气所溜，为荥火穴，有宣调肺气，清热泻火，清利咽喉，消肿止痛，和胃降浊之功；少商为手太阴肺经腧穴，乃本经脉气所出，五行属木，为井木穴，按《灵枢·顺气一日分为四时》所云"病在脏者取之井"的道理，本穴有通经气，活气血，清肺逆，泄脏热，通窍络，苏厥逆，利咽喉，消肿痛之效。二穴伍用，相得益彰，清上焦之热，生津止渴之力倍增。

身柱—八椎下：二穴伍用，是为治疗糖尿病而设。身柱，支撑为柱，即脊柱为一身之柱，内与心肺相应，肺又主一身之气，故有宣肺清热，宁神止痛之功；八椎下，为经外奇穴，是治疗糖尿病之经验穴。二穴伍用，专理上焦心肺之气，调整内脏功能，从而达到治疗上消之证。

金津、玉液，为经外奇穴，三棱针点刺放血，有清热降逆，消肿止痛之功。验之临床，多收良效。

按：胰俞古称胃脘下俞穴，出自《龙衔素针经》，别名胃下俞、胃管下俞。《千金翼方》云："消渴咽喉干，灸胃管下俞。"穴居足太阳膀胱经背部背俞穴循行经路上，在第8胸椎棘突下旁开1.5寸。根据背俞穴是内脏生理、病理状态在体表的反应点的论述，通过针灸这些背俞穴，有促进和调整所属脏腑的功能，从而达到防病治病的目的。从现代医学的观点来看，胃脘下俞穴主要由胸8神经分布，而支配胰腺的传入神经主要是胸8，传出神经为胸8至胸10，说明该穴与胰腺的神经分布有着高度的对应性，所以在临床上每遇胰腺疾病患者，胃脘下俞处出现明显的阳性反应点（压痛等）。动物实验表明，针刺胃脘下俞穴能显著降低实验性家兔的血糖，并明显改善胰岛的功能。鉴于以上所述，将胃脘下俞穴易名为胰俞是完全合适的，并建议腧穴研究会在修订"腧穴标准化方案"时予以讨论、确认。

（二）中消

【主症】多食易饥，胃脘嘈杂，口渴欲饮，形体消瘦，大便干结，小便频数，舌红、苔黄，脉滑有力。

【治则】清胃泻火，生津止渴。

【处方】

1. 胰俞、脾俞、胃俞；

2. 胰俞、中脘、足三里；

3. 胰俞、足三里、三阴交；

4.胰俞、至阳、脊中。

[操作法]

胰俞、脾俞、胃俞:俯卧位取穴。在背部膀胱经第 1 侧线上,当第 8、11、12 胸椎棘突下,旁开 1.5 寸处是穴。向上或向下斜刺 0.5~1 寸;或向脊柱方向斜刺 0.5~1.2 寸。施以平补平泻手法。

中脘:仰卧取穴。在上腹前正中线上,当脐中上 4 寸处是穴。直刺 1~1.2 寸,针刺手法不宜过重,否则易发生呕吐诸症。

足三里:仰卧或正坐垂足取穴。在小腿前外侧,当犊鼻下 3 寸,距胫骨前缘一横指处是穴。直刺 1~1.2 寸,艾条灸 5~10 分钟。

三阴交:正坐或仰卧取穴。在胫骨内侧缘后方,内踝尖直上 3 寸(一夫)处是穴。直刺(从内向外)0.5~1 寸,艾条灸 5~10 分钟。

至阳:俯卧或仰靠位取穴。在第 7 胸椎棘突下凹陷处取穴,约与肩胛骨下角相平是穴。向前上方斜刺 1~1.5 寸,令针感向胃脘处放散为佳。

脊中:俯卧位取穴。在第 11 胸椎棘突下凹陷处是穴。向前上方斜刺 1~1.5 寸,令针感向胃脘处放散为佳。

【方解】

脾俞—胃俞:二穴伍用,是治疗慢性脾胃病(胃肠病)之良方。脾俞补脾阳、益营血,助运化、利水湿,敛脾精、止漏浊;胃俞调中和胃,化湿消滞,扶中补虚,消胀除满。盖脾胃居中焦,脾为阴土,胃为阳土;胃主纳谷,脾主运化。脾气宜升,胃气宜降,二穴相合,一阴一阳,一表一里,一纳一运,一升一降,相互促进,相互为用,纳运如常,脾健胃和,饮食自倍矣。与胰俞参合,健脾胃、促运化、敛脾精、止漏浊、降血糖之力益彰。

至阳—脊中:二穴伍用,是为治疗脾胃病而设,根据临床体会,对急、慢性胃病均有良效。至者达也、极也,如四时节令,夏至为夏之至极,冬至为冬之至极。该穴内近于心,背为阳,心为阳中之阳即阳之至也,故名至阳,本穴有宽胸理气,下气平喘,利胆退黄,和胃止痛之功;脊中,脊者、脊椎也,穴当第 11 胸椎下凹陷处,正当脊椎节之中部,故名脊中,它有健脾利湿,理气止痛,宁神镇痉之效。二穴参合,直达病所,调理中焦脾胃,理气止痛,宽胸快中,健脾和胃,敛脾胃之精而治糖尿病是也,若与胰俞参合,其效更彰。

中脘—足三里:二穴伍用,出自《杂病穴法歌》:"水肿水分和复溜,胀满中脘三里揣。"《行针指要歌》:"或针痰,先针中脘、三里间。"盖中脘为任脉经穴,腑之会穴,胃之募穴,有调升降、和胃气、化湿滞、理中焦、消胀满之功;足三里为足阳明胃经腧穴,乃本经脉气所入,既是合土穴,又是下合穴,有调理肠胃、理气消胀、行气止痛、健脾和胃、消积导滞、利水消肿、化痰止咳、降气平喘、调和气血、和胃安眠、强壮健身之力。中脘穴居于胃府之上,为病所取穴,足三里为本经循经远道配穴。中脘以升清为主,足三里以降浊为要。二穴伍用,一上一下,一近一远,一升一降,相互促进,相互为用,健脾胃、促运化、理气机、和气血,消胀除满止痛之功益彰。与胰俞合参,健脾和胃,清胃府燥气,治消谷善饥、口渴引饮之效更彰。

足三里—三阴交:二穴伍用,是为治疗脾胃病而设。糖尿病实属脾胃病也,只有多从调理脾胃功能入手,促进运化、转输之职,方可收到止漏浊、降血糖之功。盖足三里为足阳明胃经腧穴,下合穴,为本经脉气所入,属合土穴,具有健脾和胃、化积导滞、理气消胀、行气止痛、利水消肿、化痰止咳、降气平喘、疏通经络、调和气血、和胃安眠、强壮健身之功;三阴交为足太阴脾经腧穴,又是足三阴经之交会穴,有补脾胃、助运化、利水湿、疏下焦、理肝肾、通气滞、调血室、理精宫、通经络、祛风湿之效。足三里以升阳益胃为主,三阴交以滋阴健脾为要。二穴伍用,一脾一胃,一表一里,一纳一运,阴阳相配,相互制约,相互促进,健脾和胃,消胀止痛,益气生血,通络疗痹之功益彰。

(三)下消

【主症】小便频数,浑浊不清,饮一溲一,口干舌燥,面色㿠白,心烦欲饮,腰膝酸软,畏寒肢冷,头昏,视物不明,男子不育,女子月经不调,舌淡、苔白,脉沉细无力。

【治则】滋阴补肾,益气固精。

【处方】

1.胰俞、肾俞、太溪;

2.胰俞、肝俞、太冲;

3.中脘、气海、三阴交;

4.命门、太溪。

[操作法]

胰俞、肝俞:俯卧位取穴。在背部膀胱经第1侧线上,当第8、9胸椎棘突下,旁开1.5寸处是穴。先直刺0.5~1寸,在得气、守气基础上施以捻转、提插补泻手法,再斜向椎体方向刺 1 寸左右,留针半小时,每隔 10 分钟行针 1 次。

肾俞:俯卧取穴。①在腰部,当第 2 腰椎棘突下,旁开 1.5 寸;②先取与脐孔基本相对的命门穴,再于命门穴旁开 1.5 寸处是穴。直刺 0.8~1.2 寸。施以平补平泻手法。

太溪:正坐或仰卧取穴。①在足内侧,内踝后方,当内踝尖与跟腱之间的凹陷处;②在内踝后缘与跟腱前缘的中间,与内踝尖平齐处是穴。直刺 0.3~0.5 寸;或斜向外踝前方刺 0.3~0.5 寸。施以同步行针法,并留针 30 分钟。若阳虚者,加艾条灸 5~10 分钟。

太冲:正坐垂足取穴。①在足背侧,当第 1 跖骨间隙的后方凹陷处;②在足背第 1、2 跖骨之间,跖骨底结合部前方凹陷处,当𧿹长伸肌腱外缘处是穴。直刺 0.5~1 寸。施以同步行针法,并留针 30 分钟。

中脘:仰卧取穴。在上腹部前正中线上,当脐中上 4 寸处是穴。直刺 1~1.2 寸,针刺用平补平泻手法。

气海:仰卧取穴。①在下腹部前正中线上,当脐中下 1.5 寸;②先取关元,当脐中与关元连线之中点处是穴。直刺 1~1.2 寸;艾炷灸 5~10 壮,艾条灸 5~10 分钟。针刺用补法。

三阴交:正坐或仰卧取穴。在胫骨内侧缘后方,内踝尖直上 3 寸(一夫)处是穴。从内向外直刺 1 寸,施以先泻后补手法,针感宜向上(膝关节方向)、向下(足跟方向)传导为佳。

命门:俯卧位取穴。在后正中线上,第 2 腰椎棘突下凹陷中是穴。直刺 1 寸左右,灸 5~10 分钟。

【方解】

肾俞—太溪:二穴伍用,为补益肝肾之强壮剂。肾藏精,为先天之本,肾主水,内寄相火,为水火之脏。肾上连肺,为元气之根,主纳气。肾俞为肾脏之背俞穴,有调补肾阴、温补肾阳、益阴填髓、聪耳明目、促气化、利水湿、壮筋骨、强腰膝、固下元、涩精止带。太溪为肾经腧穴,乃本经脉气所注,配属五行,为俞土穴、原穴,又是回阳九针穴之一,太溪之太,大也,溪者川也。肾水出于涌泉,通过然谷,聚流而成太溪,并由此处转入海,故名太溪。它有滋肾阴、退虚热、壮元阳、利三焦、补命火、理胞宫、补肝肾、强腰膝之效。二者与胰俞合参,补肾益精,温阳健脾,促进运化,制其漏浊、降低血糖之功益彰。

胰俞—肾俞—太溪：三穴伍用，胰俞为治糖尿病之要穴；肾俞为病所取穴，用以激发本脏气机，促进运化、封藏代谢功能；太溪为肾经原穴，为循经远道配穴，用以疏通本经气机，活络散瘀。诸穴合参，远近相配，为针灸治疗之法则，亦是治疗糖尿病之下消的良方。

肝俞—太冲：二穴伍用，为疏肝理气之良方。肝俞为肝气转输、输注于背部的处所，内应于肝，又治肝病，故名肝俞，本穴具有清泻肝胆湿热，平肝熄风，安神定志，补血消瘀，养阴明目，通络止痛之功。太冲又名大冲，为足厥阴肝经腧穴，乃本经脉气所注，既是本经"原"穴，又是俞土穴，太，大也；冲，通道也，比喻本穴为肝经通道所在. 也是元（原）气所居之处，故名太冲，它具有舒肝理气，活血通络，清降肝阳，镇肝熄风，清利下焦湿热之效。肝俞为病所取穴；太冲为本经远道取穴。二穴伍用，疏肝理气，活血化瘀，再与胰俞合用，提高机体功能，促运化、增分泌、止漏浊之功增强。

膜俞—肝俞—太冲：二穴伍用，膜俞为治糖尿病之要穴；肝为风木之脏，主疏泄、恶抑郁，肝俞为肝之气输注于背部的特定腧穴，内与肝相应；太冲为肝经"原穴"，有疏肝理气，活血通络，清降肝阳，镇肝熄风，清利下焦湿热之功。诸穴伍用，肝胰疏泄有常，共奏疏通络道，振奋气机，活血化瘀，以治"下消"诸症益彰。

中脘—气海—三阴交：三穴伍用，是治疗脾胃病之效方。中脘又名胃脘、太仓、胃募，位于上腹部，前正中线上，当脐中上4寸处，为任脉经穴，又为任脉与手太阳小肠、手少阳三焦、足阳明胃之交会穴，胃的募穴，腑之会穴，又是回阳九针穴之一，有调升降、和胃气. 理中焦，化湿滞，祛痰饮之功。气海又名丹田，在下腹部，前正中线上，当脐中直下1.5寸处，为任脉经穴，乃本经脉气所发，男子生气之海，又为大气之所归，犹百川汇集入海，故名气海，有调补下焦气机，而补肾气、益元气，温下焦、祛寒湿、和营血、理经带，纳肾气、止虚喘之效。三阴交在小腿内侧，当足内踝尖上3寸，胫骨内侧缘后方，为足太阴脾经之穴，又为足太阴、足少阴、足厥阴三经之交会穴，故名"三阴交"，又是回阳九针穴之一。有补脾胃、促运化、利水湿，疏三焦、理肝肾，通气滞、调血室、理精宫、通经络、祛风湿之力。诸穴合参，调理肝、脾、肾功能，令疏泄有序，气机通畅，转输之力益彰，糖尿病之诸症可除矣。

命门—太溪：二穴伍用，用于治疗命门火衰之糖尿病。命门培元补肾，壮阳固精，止带止泻，舒筋活络，强健腰膝；太溪滋肾阴、退虚热，壮元阳、理胞宫，通利三焦，强健腰膝。命门以补肾阳为主，太溪以滋肾阴为要。二穴伍用，一阴一阳，相互依赖,相互促进,温肾健脾,止泻止带,壮阳滋阴,强健腰膝之功益彰。

二、阴阳辨证论治

(一)阴虚热盛型

【主症】消谷善饥,渴喜热饮,心烦易怒,咽干舌燥,唇红颧赤,小便黄赤,大便秘结,舌红、苔黄,脉弦数。

【治则】滋阴清热。

【处方】

方1:鱼际、太溪;

方2:内关、三阴交;

方3:胰俞、膈俞、肾俞、太溪。

[操作法]

鱼际:侧掌、微握拳,腕关节稍向下屈取穴。①在拇指本节(第1掌指关节)后凹陷处,约当第1掌骨中点桡侧,赤白肉际处;②在第1掌骨中点之掌侧赤白鱼际处是穴。直刺0.3~0.5寸,针刺用泻法。

太溪:正坐或仰卧取穴。①在足内侧,内踝后方,当内踝尖与跟腱之间的凹陷处;②在内踝后缘与跟腱前缘的中间,与内踝尖平齐处是穴。直刺0.3~0.5寸,针刺用补法。

内关:伸臂仰掌取穴。在前臂掌侧,当曲泽与大陵的连线上,腕横纹上2寸掌长肌腱与桡侧腕屈肌腱之间处是穴。直刺0.5~1寸,针刺用同步行针法。

三阴交:正坐或仰卧取穴。在胫骨内侧缘后方,内踝尖直上4横指(一夫)处是穴。直刺0.5~1寸;艾条灸5~10分钟,针刺用先泻后补手法。

膈俞、胰俞:俯卧位取穴,在背部膀胱经第1侧线上,当第7、8胸椎棘突下,旁开1.5寸处是穴。向上或向下斜刺0.5~1寸;或向脊柱方向斜刺0.5~1.2寸。施以平补平泻手法。

肾俞:俯卧取穴。①在腰部,当第2腰椎棘突下,旁开1.5寸;②先取与脐孔基本相对的命门穴,再于命门穴旁开1.5寸处是穴。直刺0.8~1.2寸。施以平补平泻手法。

【方解】

鱼际—太溪:二穴伍用,鱼际为手太阴肺经腧穴,乃本经脉气所溜,为荥火穴,有宣肺止咳,清热泻火,清利咽喉,消肿止痛,和胃降浊之功;太溪为足少阴肾经腧穴,乃本经脉气所注,为俞土穴、原穴,有滋肾阴、退虚热、壮元阳、利三焦、补命火、理胞宫、补肝肾、强腰膝之效。鱼际突出一个"清"字,太溪侧重一个"补"字。鱼际以泻火为主,太溪以滋阴为要。二穴伍用,一肺一肾,一补一泻,清上安下,水火相济,子母相生,滋阴润燥,清热退烧,止咳止血之功益彰。

内关—三阴交:二穴伍用,内关为手厥阴心包经腧穴、络穴,别走手少阳三焦经,能清心胸郁热,使水逆下行,以收宽胸顺气,和胃降逆,理气止痛,清心安神之功;三阴交为足太阴脾经腧穴,有补脾胃、助运化、利水湿、疏下焦、理肝肾、通气滞、调血室、理精宫,通经络、祛风湿之效。内关清上,三阴交滋下,一以和阳,一以和阴,相互为用,阴阳和合,清上安下,补虚疗损,清热除烦,除蒸止汗之功益彰。

胰俞、膈俞、肾俞、太溪:胰俞为治糖尿病的有效经验穴;膈俞为血之会穴,有活血化瘀之功;肾俞为肾的精气输注的处所;太溪为肾经原穴。肾俞与太溪参合,补肾之力益彰。四穴合用,用于糖尿病,证属脾肾两虚,血脉瘀滞者甚妙。

(二)气阴两虚型

【主症】心慌气短,头晕耳鸣,唇红咽干,失眠多梦,倦怠无力,动则汗出,手足心热,小便黄,大便干,舌红少苔,脉细弦。

【治则】益气养阴,生津止渴。

【处方】

关元、列缺、照海(双)。

[操作法]

关元:仰卧取穴。①在下腹部,前正中线上,当脐中下4寸;②在脐与耻骨联合上缘中点连线的下2/5与上3/5的交点处是穴。直刺0.8~1寸,针刺用补法。

列缺:取穴法有三种:①以患者左右两手虎口交叉,一手食指压在另一手的桡骨茎突上,当食指尖到达之处是穴;②立拳,把拇指向外上方翘起,先取两筋之间的阳溪穴,在阳溪穴上1.5寸的桡骨茎突中部有一凹陷即是本穴;③在前臂桡侧缘,桡骨茎突上方,腕横纹上1.5寸处。斜向肘部刺0.2~0.3寸,针刺用泻法。

照海:正坐,两足跖心对合取穴。在内踝下方之凹陷处,上与踝尖相直,或于内踝尖垂线与内踝下缘平线之交点略向下方之凹陷处是穴。直刺0.3~0.5寸,针刺用补法。

【方解】

关元为任脉腧穴、小肠经之募穴,足三阴经与任脉之交会穴,又是三焦之气所生之处,穴居肚脐下正中 3 寸处,为男子藏精,女子蓄血之地,是人身之关要,真气之所存,元阴、元阳交关之所,穴属元气之关隘,故名关元。本穴具有培肾固本,补益元气,回阳固脱,温经散寒,调血暖宫,固经止带,分别清浊,调元散邪,强身防病,延年益寿诸功效。针刺用补法,针后加灸(重灸),补益之功益彰,对糖尿病的康复确有实效。

列缺——照海:二穴伍用,为八脉交会穴配穴法,原为治疗咽喉、胸膈部位的疾患而设。列缺为手太阴肺经腧穴、络穴,别走阳明,又是八脉交会穴之一,通于任脉,它有疏风解表,清肃肺气,宣肺平喘,通经活络之功;照海为足少阴肾经腧穴,通于阴跷脉,亦是八脉交会穴之一,穴居然谷之下,然谷为肾经荥火穴,寓水中龙火之象,有普天光照之功,故名为照,照海为肾经脉气所聚,犹如水归大海,故名为海,二穴上下呼应,有化气飞升之能,合其意故名照海,本经具有滋阴降火,清热利咽,养心安神,通经活络之效。列缺通于任脉,照海通于阴跷脉,二者借任脉使肺、肾之间沟通会合,并使阴跷脉、任脉、肾脉在肺系(肺与喉咙相联系的部位)处相会合。列缺以清肃水之上源为主,照海以补肾水、降虚火、通调水之下源为要。二穴伍用,上下水源清肃,水液代谢循常道而行,故可调治糖尿病是也。

(三) 阴阳两虚型

【主症】面色㿠白、虚浮,毛发干枯,形寒畏冷,四肢欠温,耳鸣耳聋,腰酸腿软,夜尿频数,性功能低下,大便溏泻,舌淡胖,脉沉细无力。

【治则】补阴育阳。

【处方】

方 1:命门、太溪(双);

方 2:气海、三阴交(双);

方 3:肾俞、命门。

[操作法]

命门:俯卧或正坐取穴。①在腰部,当后正中线上,第 2 腰椎棘突下凹陷中;②先取后正中线约与髂嵴平齐的腰阳关,在腰阳关向上摸取两个棘突其上方的凹陷处是穴。直刺 0.5~1 寸;艾条灸 10~20 分钟,艾炷灸 5~15 壮。

太溪:正坐或仰卧取穴。①在足内侧,内踝后方,当内踝尖与跟腱之间的凹陷处;②在内踝后缘与跟腱前缘的中间,与内踝尖平齐处是穴。直刺0.3~0.5寸,或斜向外踝前方刺0.3~0.5寸。施以同步行针法,并留针30分钟。若阳虚者,加艾条灸5~10分钟。

气海:仰卧取穴。①在下腹部前正中线上,当脐下1.5寸;②先取关元,当脐中与关元连线之中点处是穴。直刺1~1.2寸;艾炷灸5~10壮,艾条灸5~10分钟。针刺用补法。

三阴交:正坐或仰卧取穴。在胫骨内侧缘后方,内踝尖直上3寸(一夫)处是穴。从内向外直刺1~1.2寸;艾条灸5~10分钟,温针灸5~10壮。

肾俞:俯卧取穴。①在腰部,当第2腰椎棘突下,旁开1.5寸;②先取与脐孔基本相对的命门穴,再于命门穴旁开1.5寸处取穴。直刺0.8~1.2寸。施以补法。

【方解】

命门—太溪:二穴伍用,命门培元补肾,壮阳固精,止带止泻,舒筋活络,强健腰膝;太溪滋肾阴,退虚热,壮元阳,理胞宫,通利三焦,强健腰膝。命门以补肾阳为主;太溪以滋肾阴为要。二穴伍用,一阴一阳,相互依赖,相互促进,温肾健脾,止泻止带,壮阳滋阴,强健腰膝之功益彰。

气海—三阴交:二穴伍用,气海为任脉腧穴,为生气之海,有调补下焦之气机,补肾虚,益肾元,和营血,理冲任,振元阳,祛寒湿,涩精止带之功;三阴交为足太阴脾经腧穴,又是足太阴、足少阴、足厥阴三经之交会穴,有补脾胃、助运化、利水湿、疏下焦、理肝肾、通气滞、调血室、理精宫,通经络、祛风湿之效。气海以振奋下焦气机为主;三阴交以调理肝、脾、肾三经气机为要。气海为病所取穴;三阴交为循经远道配穴。二穴伍用,相互促进,固下元、促气化、敛阴精、止漏浊之功益彰。

肾俞—命门:二穴伍用,命门为督脉经穴,乃本经脉气所发,系五脏六腑之本,十二经之根,呼吸之源,三焦之所系,有培元补肾,固精止带,疏经调气,舒筋活血,强健腰膝之功;肾俞为足太阳膀胱经腧穴,为肾脏经气输注、转输的处所,有滋补肾阴,强健脑髓,益水壮火,明目聪耳,促气化、利水湿、强腰脊,改善肾的功能之效。命门以补命火为主;肾俞以滋肾阴为要。二穴伍用,阴阳俱补,强壮健身,固下元、缩小便、止漏浊之功益彰。

第三节　其他经穴疗法

一、耳针疗法

【主穴】肺、胰、胆、脾、肾、交感、内分泌。

【配穴】三焦、渴点、饥点。

［操作法］

每次选穴 3~5 穴，耳郭常规消毒，找准穴点，快速刺入，小幅度捻转行针，患者多感局部疼痛，继则耳郭局部或全部逐渐充血、发热、胀麻等感觉，这为耳针的得气现象。留针 30 分钟，每间隔 10 分钟行针 1 次。隔日治疗 1 次，10 次为 1 个疗程，休息 3~5 天，再进行下 1 个疗程。

糖尿病为慢性病症，更宜采用揿针（埋针法）施治。操作方法：皮内针、镊子、耳穴常规消毒后，将针置于穴位，并用胶布固定。留针时间的长短，可根据季节的不同而定。夏天一般留置 1~2 天，冬天可留置 3~7 天。留置期间，每隔 4 小时左右用手按压埋针处 1~2 分钟，以加强刺激，提高疗效。

二、皮肤针疗法

皮肤针又叫梅花针。是 5~7 支不锈钢短针集成一束，叩刺人体体表一定部位，以防治糖尿病的一种方法。

【叩刺部位】

1. 任、督二脉，于胸腹背腰的循行段。

2. 足太阳膀胱经第 1、2 侧线在背、腰部的循行段。

3. 足阳明胃经、足太阴脾经循行膝关节以下的部位。

［操作法］

患者取俯卧位，先叩刺督脉、足太阳膀胱经第 1、2 侧线，各叩刺 3 遍，以局部皮肤潮红，无渗血，患者稍有疼痛感为度。接着依上法叩刺任脉、足太阴脾经、足阳明胃经的皮部。

【注意事项】

1. 皮肤针针尖必须平齐、无钩。

2. 叩刺时针尖垂直而下,避免斜、钩、挑、拖,以减轻疼痛。

3. 局部皮肤有创伤、溃疡、瘢痕形成者,不宜使用皮肤针叩刺。

三、水针疗法

水针疗法又叫穴位注射法。是指选用某些中西药物注射液注入人体有关穴位,以防治糖尿病的方法。

【针具】

一般选用 2~5mL 注射器,针头选用 5~7 号普通针头或牙科用 5 号针头。

【常用注射液】

凡是可供肌内注射的药液,都可用于穴位注射。常用的有当归注射液、红花注射液、维生素注射液、维生素 B_{12} 注射液等。

【常用剂量】

临床上多用小剂量穴位注射,即用原药物剂量的 1/5~1/2。一般以穴位部位来分,胸背部可注射 0.5~1mL,四肢部注射 1~2mL。

【取穴】

1. 第 3 胸椎夹脊、胰俞、脾俞;

2. 第 10 胸椎夹脊、胰俞、肾俞;

3. 第 8 胸椎夹脊,第 2 腰椎夹脊、胰俞;

4. 足三里、三阴交。

［操作法］

首先让患者取舒适体位,选择适宜的正规厂家生产的一次性注射器,抽取药液,穴位局部常规消毒后,右手持注射器对准穴位或阳性反应点快速刺入,令针下得气后,回抽无血,即可注入药液。注入速度可根据治疗需要,燥热较甚者,注入宜速;正虚体弱者,注入宜缓。

【疗程】

病情急、重者,每日 1~2 次;一般状况,每日或隔日 1 次,10 次为 1 个疗程。

四、埋线疗法

埋线疗法是指将羊肠线植入人体相关腧穴,通过物理化学刺激改善血脉循环,恢复组织、器官的功能,以治疗糖尿病的一种方法。

埋线的方法甚多,目前多采用注射或植线法。

【材料】

9 号腰椎穿刺针 1 支,将针芯的前端磨平;羊肠线(0~3 号)剪成 0.5 厘米长的线段。

【取穴】

肺俞、胰俞、脾俞、三焦俞、肾俞、足三里、三阴交(均双侧取穴)。

[操作法]

1. 选取腧穴,用甲紫(龙胆紫)标记后,皮肤常规消毒。

2. 按无菌操作,戴消毒手套,将备用羊肠线剪成 0.5cm 长的线段,放置于消毒过的腰穿针的前端,然后将针芯插入。

3. 在标记好的穴位上先注入 0.5% 利多卡因局部麻醉,左手拇指、食指绷紧或捏起皮肤,右手执笔式持穿刺针,对准穴位,迅速刺入,缓慢送针到所需的深度,得气后,一边退针,一边用针芯将羊肠线推入组织内,拔针后用创可贴覆盖针眼处,1 天后取下。

4. 每次选穴 2~3 处,10~15 天埋线 1 次,2 个月为 1 个疗程。

【原理】埋线治疗是根据《素问·离合真邪论》"静以久留"的理论,集针刺、放血、穴位注射等多种效应于一体的复合治疗方法,多种刺激同时发挥作用,令经络疏通,脏腑功能恢复,以达到治病的目的。肠线作为一种异体蛋白植入穴位,用以提高机体营养代谢功能,以及机体应激、抗炎、抗过敏、抗病毒能力,它在组织中被软化、分解、液化和吸收的过程,对穴位起到缓慢良性的"长效针感"效应,延长对经穴有效的刺激时间,只需 10~15 天治疗 1 次,从而弥补其他疗法刺激时间短,就诊次数多的缺点。

第六章　饮食疗法

饮食疗法又叫饮食控制。它既是治疗糖尿病的基本方法，又是一切糖尿病治疗的前提。金元时期的著名医家刘元素《河间六书·消渴篇》："夫消渴或因饮食服饵失宜……或因耗乱精神过违其度。"可见过度饮食与糖尿病的发病、病情的发展、加重有密切关系。因此，饮食控制是治疗糖尿病的三大法宝之一。

第一节　饮食疗法的作用

合理饮食可保证机体能量代谢的需要，防止过度饮食而加重糖尿病代谢负担，使体内热能的需要与消耗保持平衡，使糖、脂肪、蛋白质在体内分配合理，防止糖尿病加重和并发症的形成和发展。

每天所吃的含糖食物，进入人体首先变为葡萄糖，然后再经胰岛素等作用转变为人体肝脏、肌肉的糖原和活动能量。患了糖尿病以后，由于胰岛 B 细胞受了损害，胰岛素的分泌减少，如果饮食量还和以往一样多，体内的糖就用不完，血液中含糖量增多，过多的糖从尿中排出体外，尿中含糖量越大，则尿就越多，尿量就越大。尿量过多，以致体内脱水，就会产生口干、口渴、烦躁、多饮水、体重减轻等症状。体内糖从尿中大量排出，导致血糖减少。当体内需要糖时，就会产生饥饿感，想吃东西，形成多食。由于体内三大代谢的相互影响，代谢发生紊乱，久而久之，则产生各种并发症。

饮食疗法，实际就是减少含糖食物的摄入，减少胰岛素的分泌。由于胰岛素的分泌减少，胰岛工作也减轻，有利于胰岛 B 细胞的恢复。糖尿病的饮食控制，就是减少胰岛负担，使胰岛功效恢复。胰岛功能恢复了，胰岛素分泌量就增加，糖尿病也随着好转，并发症亦不至于发生。总之，饮食疗法就是促进胰岛功能恢复，达到使糖尿病减轻或临床治愈的目的。

第二节　饮食疗法的方法

饮食提供的热能是否合理,是糖尿病饮食治疗的关键,每日所摄入的热能要根据每个人的年龄、性别、实际体重、劳动强度及健康状况来决定。

一、标准体重的计算

实施饮食疗法之前,首先要了解自己的标准体重,使自己达到或接近标准体重甚为重要。只有这样,病情才容易得到控制。但也要防止过度消瘦,因为过度消瘦,说明机体处于负氮平衡,营养不足,抗病能力差,易诱发各种疾病。糖尿病患者越消瘦,"三多一少"越严重,说明机体代谢分解越多,合成太少,病情严重,不利于恢复。所以,保持良好的标准体重是非常重要的。

标准体重(kg)=身高(cm)-105(男)

标准体重(kg)=[身高(cm)-105]×0.95(女)

二、体重的评定标准

体重符合标准体重±10%以内为正常。

超过标准体重10%~20%为肥胖。

低于标准体重10%~20%为较轻。

超过标准体重20%以上为超肥胖。

低于标准体重20%以下为消瘦。

三、劳动强度的计算

根据工作性质、劳动强度确定每日每千克体重需要热能数,为糖尿病患者饮食控制的原则之一。

休息者,每日62.79~83.72kJ/kg体重。

轻体力劳动者,每日83.72~104.65kJ/kg体重。

中度体力劳动者,每日104.65~125.58kJ/kg体重。

重度体力劳动者,每日125.58~146.51kJ/kg体重。

上述劳动强度计算的每日所需热能,是按糖尿病患者实际标准体重需要计算的,略低于健康人所需标准。如果实际体重超过标准者,总热能供给标准应减少10%~15%;实际体重不到标准体重者,总热能供给标准应增加 10%~15%。生长发育的儿童,妊娠期、哺乳期妇女的饮食总热能可提高到每日 146.51kJ/kg 体重。

四、食品营养成分与供能计算

为了维持生命与健康,保证生长发育和从事劳动的需要,每天必须摄入一定量的食物,这些食物中含有人体所需的各种营养素和热量。糖尿病患者所需营养和能量比健康人供能标准要低,糖类的成分要少于健康人供能标准。

1. 蛋白质

蛋白质是人体不可缺少的重要物质,人体细胞组织均由蛋白质组成,约占体重的18%,通常每日每千克体重需要蛋白质为0.8~1.5g,每克蛋白质可为人体提供4千卡热能,蛋白质总共提供热量占总数的15%~20%,儿童、孕妇、哺乳期妇女以及明显消瘦者可酌情增加。蛋白质分为动物性蛋白和植物性蛋白。动物性蛋白易被消化吸收,植物性蛋白被纤维素包绕,不易被消化,吸收率较动物蛋白为低,所以,动物性蛋白与植物性蛋白应兼用为宜。

2. 脂肪

脂肪除了为人体提供热能外,又是细胞结构的重要物质,其中磷脂和胆固醇对机体的生长发育发挥重要作用,也是合成类固醇激素的必需物质。不能缺少,也不能过多。脂肪过多会造成高脂血症,诱发动脉硬化。脂肪过少会造成免疫功效低下。所以,脂肪摄入量,一般以脂肪的热能应占总热能的 20%~30%为宜。胆固醇限制在 300mg 以下。糖尿病患者不能食用过多脂肪,否则容易诱发酮症或酮症酸中毒。实际生活中,每日每千克体重 0.6~1g 脂肪最好,其中动物性脂肪占 1/3,植物性脂肪占 2/3 较适宜。

对于肥胖者,尤其是有高血脂的糖尿病患者,应减少脂肪的摄入量。

3. 糖类

根据我国一般人的饮食习惯,糖类占总热量的 50%~60%。神经细胞、红细胞、肌肉细胞完全是由糖的氧化供应热能的,若摄入不足,人体就会动员脂肪来供应热量,这样,就会发生饥饿性酮症。每克糖类可为人提供 4 千卡热能。这样,根据每日所需的总热能可计算出所需糖类的克数。

糖尿病的病理主要是糖代谢障碍,所以应特别注意糖的供能事宜。

第三节 食物的分类

一、糖类

粮食的主要成分是糖类,如米、面、荞麦、燕麦、玉米面、山药、马铃薯、红薯、蔬菜、水果、果糖类、甜点类、饮料等。

二、蛋白质

1. 植物性蛋白

如各种豆类(黄豆含 36.3%,绿豆含 24%,谷类含 5%～10%)、坚果类、花生等。每天仅从主食即可获得植物性蛋白质 25～50g,所以来源不缺。

2. 动物性蛋白

如各种肉类(猪肉含 17%,牛肉含 20%,羊肉含 24%,鱼肉含 15%～20%)、家禽类、蛋类、奶类(牛奶含 2.9%～3.8%)以及水产中的贝类、虾类、蟹类等。

三、脂肪

如在植物脂肪中,硬果食物含脂肪较高(核桃含 63%,松子含 63.3%,葵花籽含 51%);其次为豆类,黄豆含 18.4%。

在动物脂肪中,以鱼及水产品含脂肪最低,畜肉中牛肉最低,猪肉含脂肪量最高。

糖尿病患者所需脂肪的量为 0.6～1.0g/(d·kg),属于低脂肪饮食。由于糖尿病致死的主要原因为心、脑血管并发症,为防止或延缓其发生、发展,限制脂肪饮食是必要的。

第四节　饮食治疗的原则

一、合理控制总热量

糖尿病患者总热量的摄入以维持标准体重为宜。肥胖者应先减轻体重,减少热能摄入;消瘦者对疾病抵抗力降低,应提高热能的摄入,增加体重,使之接近标准体重;孕妇、哺乳期妇女、儿童应适当增加热能摄入,以维持正常的生长发育。

二、食物多样化,营养全面平衡

糖尿病患者的食物越杂越好,营养素摄取多样,不易发生营养不良与营养失衡。每一种食物所含的营养素不同,只有食物多样化,营养素才能互补,这就是健康饮食。

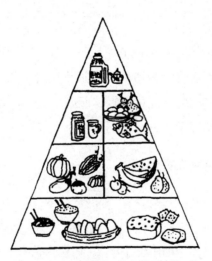

图6-1　饮食的"金字塔"结构

"金字塔形饮食指导"(图6-1)有助于糖尿病患者建立合理的饮食结构。位于金字塔底层的是主食,包括:谷类、大米、面,是每天膳食的基础,是数量最大的一份,主要提供热能和膳食纤维,维持正常的生理活动,宜吃粗粮。第二层是蔬菜、水果类,主要提供无机盐、维生素及膳食纤维,蔬菜所含的糖类以膳食纤维较多,所含热量低,不升高血糖,对糖尿病患者有益,在保证其他食物供给的前提下,主张多吃蔬菜。第三层是肉、蛋、奶、豆类,主要提供优质蛋白质、无机盐和维生素。动物蛋白接近人体蛋白,更容易消化、吸收和利用,每天吃适量的肉类对糖尿病患者有好处。最上面的一层是油脂类,主要提供热能和增加美味,宜少食用。

三、高纤维饮食

目前,食品加工越来越精细,丢掉了大量有益于健康的膳食纤维,特别是水溶性纤维素。这些纤维素在肠道遇水后体积会膨胀 30~100 倍,可带走消化道内未被消化吸收的多余脂肪、胆固醇和有毒的代谢废物,增加粪便体积,促进排便,有益于降低血糖、血脂,预防心脑血管疾病、便秘和结肠癌。

四、营养素的比例要合理

糖尿病患者膳食中,来自糖类食物的热能应占 55%~60%,由脂肪提供的热能只占 30% 以下,而蛋白质供热能比例不应超过 20%。也就是说,糖尿病患者应以糖类食物为主,少吃脂肪和蛋白质,因为人的主要热能是来源于葡萄糖(为糖类食物消化分解最终物质)。脂肪摄入过多会引起高血脂、肥胖。蛋白质虽然是人体必需的,但其在体内代谢产物均为有毒性的尿素氮、肌酐等非蛋白氮类废物,必须经肾脏排出。当肾有病变时,进食过量蛋白质会加重肾脏负担,甚至导致尿素氮、肌酐排不出去而在血中堆积增多,引起尿毒症。所以,合理的三大营养素比例是糖尿病饮食的一个重要原则,偏重哪一方都会引起代谢及营养失衡。

五、少食多餐,避免夜间进食

糖尿病患者的膳食在总热量保持不变的情况下,可采用少食多餐的进食方式。这种进食方式比少餐多食更有利于减肥。如果一次进食量过多,势必刺激大量胰岛素分泌,使血糖吸收增加,利用率增大,合成脂肪也相应增多。少食多餐则可减少胰岛分泌胰岛素,使上述弊端减少。

由于胰岛素的活性在晚上最强,所以要避免在夜间进食过多,否则容易发胖。但是,若过多减少进食量而不增加进餐次数,又可因过度饥饿使自身脂肪大量消耗,血液游离脂肪酸会明显增多,又会加速动脉粥样硬化,这也是不可取的。

第五节　糖尿病膳食

一、全天主食量的分配

为了避免血糖骤然升高,糖尿病患者应强调少食多餐。对于病情稳定的轻型糖尿病患者一日至少保证三餐,切不可一日两餐。三餐主食量的分配为早餐1/5、午餐2/5、晚餐2/5,或早、午、晚餐各1/3。例如全日进粮食250g(半斤),则早餐可进50g(1两),午、晚餐各进100g(2两),也可平均分配。

对用胰岛素或口服某些降糖药的患者,在药物作用最强的时间应安排加餐。全日主食量分为4~6餐,加餐时间安排在两餐之间,如上午9时30分、下午3时、晚上9时。从正餐中匀出25~50g(0.5~1两)主食作为加餐。睡前加餐除主食外,还可选用含蛋白质的食物如牛奶、鸡蛋、豆腐干等,因为蛋白质变成葡萄糖的进度较慢,对防止夜间低血糖有利。

另外,糖尿病患者要懂得如何掌握或减少饮食量以及适时加餐。如尿糖多时,可以少吃一些;体力劳动较多时,应多进25~50g(0.5~1两)主食。

二、糖尿病普通饮食

一般状况良好,体重在正常范围者宜用。

1. 轻体力劳动者

每日主食250~300g。

2. 中等体力劳动者

每日主食300~350g。

3. 重体力劳动者

每日主食400~500g。

对于副食的要求:含蛋白质30~40g,脂肪50~60g。

三、高蛋白饮食

适合于妊娠、哺乳期妇女,生长发育期儿童,体形消瘦以及患有消耗性疾病(如糖尿病合并肺结核)或过于虚弱的患者,主食量每日 300～500g,副食中含蛋白质 50～60g,脂肪 50～70g。

四、休息及肥胖者饮食

肥胖的糖尿病患者的饮食要求蛋白质较多,脂肪与糖类较少。每日主食 200～300g,副食中含蛋白质 30～50g,脂肪 25～30g。

注:主食是指米、面等。

五、普通糖尿病患者一周的食谱

星期一早餐:牛奶 250g、鸡蛋 1 个、馒头、酱豆腐;午餐:米饭、葱烧海参、泡菜;晚餐:绿豆粥、花卷、酱牛肉、豆腐干拌芹菜。

星期二早餐:豆浆 300mL、鸡蛋 1 个、小烧饼、泡菜;午餐:牛肉面、拌萝卜丝;晚餐:米饭、砂锅豆腐。

星期二早餐:小米粥、煮鸡蛋 1 个、豆腐干拌菠菜;午餐:猪肉包子、拌黄瓜丝;晚餐:绿豆粥、馒头、蒜黄炒豆腐、生西红柿。

星期四早餐:牛奶 250mL、玉米粥、鸡蛋 1 个;午餐:二米饭、炒鳝鱼、小白菜;晚餐:鸡蛋汤、豆包、黄瓜拌豆腐。

星期五早餐:红豆粥、鸡蛋 1 个、小葱拌豆腐;午餐:麻酱花卷、素烧冬瓜、酱牛肉;晚餐:八宝粥、馒头、素炒豆芽。

星期六早餐:牛奶 250mL、鸡蛋 1 个、馒头;午餐:牛肉水饺、素炒菠菜;晚餐:红豆粥、馒头、黄瓜拌鸡丝。

星期日早餐:小米粥、鸡蛋 1 个、拌豆腐丝;午餐:米饭、清蒸鱼、拌水萝卜丝;晚餐:绿豆粥、馒头、拌茄泥、素炒油菜。

六、饮食禁忌

饮食禁忌即中医的"忌口"。中医历来讲究吃药治病时要忌口,如对热性病症,素有内热之病,均忌食辛辣;脾胃虚寒、寒湿的患者,忌食生冷。俗语云:"治病不忌口,坏了大夫的手。"对于糖尿病患者来说,忌口尤为重要,否则,可能加重病情,引起多种并发症的早日到来,更有甚者会危及生命。

有关忌口的内容,有如下几个方面:

1.保持标准体重,少食肥甘厚味油腻之品,诸如油煎、油炸、油酥食物,以及动物脂肪、肝脏、胃等内脏。

2.禁用糖类,如红糖、白糖、葡萄糖、麦芽糖、饴糖、果糖等,因为它们能使血糖迅速升高,加重胰岛负担,颇有使病情恶化之虞,故当禁用。

3.限用食品:限用食品是指含热、含糖较高的食品。笔者建议,患糖尿病的人群,在治疗、休养期间,应详细观察吃某些食品、水果后的反应,若发现它对血糖有影响者,以后就应忌食,或少吃为宜。

(1)含热量较高的食品:花生、瓜子、腰果、松子、核桃等。

(2)含糖较高的食品:粉丝、红薯、土豆、芋头、新鲜玉米、菱角、栗子、毛豆、橘子、柿子、葡萄、香蕉、西瓜、菠萝、荔枝、罗汉果、梨、苹果、大枣等。

(3)辛温香燥、助热生火之品:韭菜、小茴香、香椿、狗肉、羊肉、驴肉、鹿肉、带鱼、螃蟹、蚶子、辣椒油、韭菜花等。

第六节 糖尿病的药膳与食疗方

苦瓜拌海米

【处方】苦瓜250g,海米75g,豆豉50g,香菜少许。

【制作与用法】①海米用温水浸泡1小时,切成细末;②苦瓜对切,去瓤、籽,切为细丝,用沸水烫过;③将海米、苦瓜放入碗中,再放入豆豉拌匀;④待锅烧热后放入锅里,然后加入精盐、味精、蒜泥、花椒油、醋,并加入少量开水,煮沸后加香菜少许,即可出锅,供佐餐用。

【功效】降血糖、血脂、血压。

【主治】糖尿病合并高血压、高脂血症。

苦瓜山药烧豆腐

【处方】苦瓜150g,山药120g,豆腐100g,植物油、葱、生姜、精盐各适量。

【制作与用法】①将苦瓜洗净,去瓤,切片;②山药洗净,去皮,切片;③将炒锅置于火上,加入植物油适量,待油烧热后,放入山药片先炒,再放入苦瓜片;④最后放豆腐、精盐、葱、生姜烧熟。供佐餐用。

【功效】补脾益气,清热去火,生津止渴,降低血糖。

【主治】糖尿病诸症。

苦瓜焖鸡翅

【处方】苦瓜 250g,鸡翅 1 对,调料适量。

【制作与用法】先将锅烧热,放入鸡翅,炒至 9 成熟时,再放入苦瓜片、调料焖熟,供佐餐食用。

【功效】清热解毒,止渴降糖。

【主治】糖尿病诸症。

【注】苦瓜味苦、性寒。入心、肝、肺经。研究表明,内含类似胰岛素样物质,这种物质有明显的降血糖、降血压作用。

丝瓜炒蘑菇

【处方】嫩丝瓜 350g,蘑菇 200g,植物油、味精、精盐、湿淀粉各适量。

【制作与用法】①将蘑菇洗净,嫩丝瓜洗净,去皮、去两头,切成小段;②将炒锅置于火上,用中火烧热后,加入植物油适量,烧至六成熟时,放入丝瓜煸炒,呈绿色时,出锅倒入漏勺、沥油;③再将炒锅内放入丝瓜段、味精、精盐,用湿淀粉勾芡,出锅。供佐餐食用。

【功效】降血糖、降血脂、降血压。

【主治】①糖尿病诸症;②糖尿病合并高脂血症;③高血压病。

【注】丝瓜味甘,性凉,入肝、胃经。有清热凉血,通经络,行血脉,生津止渴,解暑除烦,解毒通便,润肌美容,下乳之功。

丝瓜馅饼

【处方】嫩丝瓜 350g,南瓜 250g,葱 10g,精盐 9g,味精 2g,花生油 10g,面粉 650g。

【制作与用法】①取面粉 500g,加水和出面坯,待面醒后备用;②丝瓜、南瓜洗净去外皮,切成细丝,放入调馅盆中,加盐 5g 拌匀,挤出水分,剁碎后再放入盆中,并加葱末、盐、味精、花生油,搅拌均匀,制成馅料;③将醒好的面揉成团,分为小剂子,将面剂按扁,擀成圆皮儿,将菜馅摊在面片上,包瓤,压实周边,摆放于平底锅内,慢火烙熟。供主食或配餐之用,每餐100~200g。

【功效】止渴充饥,降低血糖。

【主治】糖尿病诸症。

凉拌黄瓜

【处方】黄瓜250g,芝麻油3g,酱油3g,蒜末2g,葱白2g,精盐4g。

【制作与用法】将黄瓜烫洗干净,切成细丝,盛入盘中,浇上作料拌匀即可。供佐餐食用。

【功效】清热止渴、降低血糖。

【主治】①糖尿病证属上消者;②糖尿病并发高血压、高血脂、肥胖症者。

【注】黄瓜味甘,性凉。入脾、胃、大肠经。有清热止渴,解毒利水,降低血糖、血脂、血压之功;还有美容、防皱、减肥、抗肿瘤之效。

黄瓜炒木耳

【处方】黄瓜100g,黑木耳100g,虾仁25g,黄花菜30g,葱、生姜丝、味精、精盐、芝麻油、猪油、清汤各适量。

【制作与用法】①木耳用温水浸泡,除去根蒂;②虾仁用冷水泡软、洗净;③黄瓜洗净切成片;④炒锅用旺火烧热,加入猪油少许,放入黑木耳、虾仁、黄花菜煸炒,加入精盐、清汤,烧沸后再加入黄瓜片、葱、姜、味精,再烧沸后淋上芝麻油,出锅即成。供佐餐用。

【功效】清热凉血,补血益气,养阴润肺,降低血糖、血脂。

【主治】糖尿病并发高脂血症。

【注】黑木耳味甘,性平。有补气血、润肺、止血之功。

冬瓜炒竹笋

【处方】冬瓜450g,竹笋罐头250g,植物油25g,黄豆芽汤少许,精盐、味精、湿淀粉各适量。

【制作与用法】①将罐头打开取出竹笋放在盘中;②将冬瓜洗净,去皮、籽,放入沸水锅中焯透捞出,放入凉水中浸泡,再捞出沥干水分,与竹笋放在一起;③将炒锅置火上烧热,放入植物油25g,待油烧至六成热时,再加入竹笋和冬瓜,翻炒片刻,再放入少量盐与黄豆芽汤,见汤汁浓稠时用湿淀粉勾芡,再加入味精拌匀即可出锅。供佐餐食用。

【功效】减肥降压、利湿止渴。

【主治】糖尿病并发高血压,肥胖者。

【注】冬瓜甘、淡,性寒。入肺、大肠、小肠、膀胱经。有清热利湿,行水利尿,解毒消痰之功。内含减肥作用的物质(葫芦巴碱和丙醇二酸能抑制糖类转化为脂肪,从而起到减肥作用。另外,冬瓜本身不含脂肪,是一种低热能、含糖量极低的高钾低钠蔬菜,食之能将体内脂肪转化为热能而减肥)。

洋葱炒鸡丝

【处方】洋葱150g,鸡丝100g,黄酒、盐、味精、酱油、植物油、葱、姜、湿淀粉各适量。

【制作与用法】①将洋葱洗净,切成细丝;②鸡胸脯肉切成细丝,湿淀粉勾芡待用;③炒锅置于火上,待锅烧热时加入植物油适量,当油烧至六成热时加葱末、姜丝,煸炒出香味后,加入鸡丝、黄酒,熘炒至九成熟时,加入洋葱丝,再同炒片刻,加盐、味精、酱油,炒匀即可。佐餐当菜食用。

【功效】降压、降脂、降糖。

【主治】①糖尿病诸症;②糖尿病并发高血压病、高脂血症。

【注】洋葱又叫葱头。内含“甲磺丁脲”类物质,能选择性作用于胰岛B细胞,促进胰岛素分泌,恢复胰岛的代谢功效,从而降低血糖。另外,洋葱能促进组织细胞更好地利用葡萄糖,而使空腹血糖降低。

大蒜炖雏鸡

【处方】大蒜60g,雏鸡500g,枸杞子60g,鸡汤若干、葱、姜、胡椒粉、盐、料酒各适量。

【制作与用法】①将雏鸡去毛,开膛,去内脏洗净,切成小块,放入开水中焯透捞出;②余汤除去血沫,放入砂锅中,再加入枸杞子与其他调料,加鸡汤、水各适量,煮至肉烂即可。供佐餐食用,吃肉喝汤,用量自行掌握。

【功效】降血糖、血脂,延缓衰老。

【主治】①糖尿病体质虚弱者;②高脂血症。

【注】大蒜生品辛温,熟品甘温。入脾、胃、肺、大肠等经。有暖脾胃、行气滞、散结聚、杀诸虫、解百毒、健身延年之功。内含大蒜素有降低血糖、血压、血脂之效。

蕹荠菜炒虾仁

【处方】鲜蕹菜 250g,鲜荠菜 100g,鲜虾仁 100g,鸡蛋清 30g,黄酒、精盐、湿淀粉、味精、植物油各适量。

【制作与用法】①蕹菜、荠菜洗净,切成段备用;②将鲜虾仁洗净后,用黄酒、精盐、蛋清、湿淀粉拌匀;③在炒锅中加入植物油适量,当油烧至七成热时放入虾仁,快速划散,炒熟捞出;④在锅中加入蕹菜、荠菜,翻炒几下后,再加入虾仁,并稍加水,煮沸后加味精适量,用湿淀粉勾芡即可。当菜佐餐,随意食用。

【功效】补虚疗损、养阴止渴、降低血压。

【主治】糖尿病合并高血压者。

竹笋炒兔肉

【处方】鲜竹笋片 150g,净兔肉 250g,鸡蛋清 1 个,料酒、味精、盐、酱油、白糖、葱、姜、湿淀粉、植物油、鸡汤、香油各适量。

【制作与用法】①将兔肉切成片,加入味精、精盐、酱油、淀粉搅拌;②将炒锅烧热后加植物油适量,待油烧至六成热时,将兔肉片、竹笋片下锅爆熟,捞出沥油;③原锅烧热,放入葱、姜,煸炒透后,再放入兔肉片、竹笋片,烹入料酒,倾入芡汁颠翻几下,加入少许香油拌匀,起锅即可。供佐餐食用。

【功效】益气生津、降脂减肥。

【主治】①糖尿病诸症;②糖尿病高脂血症。

【注】竹笋,即竹的嫩芽,柔嫩鲜美,是低糖、低脂肪、高纤维食物,是一种有效的减肥保健食品,并含有丰富的粗纤维,可促进肠道蠕动,防止便秘。

海带烧芹菜

【处方】海带 200g,芹菜 150g,老陈醋 10g,精盐、糖、味精、植物油、葱、姜片、料酒各适量。

【制作与用法】①将海带洗净,切成细丝,用沸水烫过;②芹菜洗净,切成小段,在沸水中烫过;③将锅置于火上,加植物油适量,待油烧热后,加入葱、姜,炒出香味时将海带丝倒入,加水、盐、糖、醋、料酒适量;④烧煮半小时,再倒入芹菜,小煮片刻,加味精适量调味即可。供佐餐食用。

【功效】降血压、血脂。

【主治】①糖尿病高血压;②糖尿病高脂血症。

【注】海带为大叶藻类植物中大叶藻的全草。味咸,性寒。入肝、肾经。有软坚散结、利水化湿之功。内含多种营养成分。其中有机碘有激素样作用,能提高人体内生物活性物质的活性,促进胰岛素及肾上腺皮质激素的分泌,促进葡萄糖和脂肪酸在肝脏、肌肉组织中的代谢作用,从而起降血糖和血脂的作用。

糖尿病患者容易并发骨质疏松症,在治疗糖尿病时,应及时补充钙及适量的维生素D。而每100g海带中含有人体可吸收利用的结合钙高达348mg,因此,对于糖尿病患者,提倡多吃一些海带。既可防治糖尿病并发的骨质疏松症,又可防治心、脑血管病。然而,海带性寒,脾胃虚寒者慎食。

土豆炖鸡鸭胰

【处方】土豆250g,鸡、鸭胰脏各3~5个,白芷、八角、肉豆蔻各0.5g,葱、姜各2g,精盐3g,黄酒2mL,味精、植物油各适量。

【制作与用法】①先用清水将鸡、鸭胰脏洗净;②土豆洗净,去皮,切成小方块;③炒锅置于火上,待烧热后加入植物油适量,当油烧热后加入葱、姜,炒出香味,先将土豆块倒入煸炒顷刻,再加清水、调料;④改为文火,炖至土豆烂熟为止,最后加入味精适量,调味后即可出锅。供佐餐食用,吃土豆、鸡鸭胰脏,喝汤。

【功效】补益气、生津液、止干渴、降血糖。

【主治】各种类型糖尿病均宜。

【注】胰脏用于糖尿病的方法甚多,有煮水煎药者,有与药同煎者,有入丸剂者种种。均属脏器疗法也。

葛根山楂炖牛肉

【处方】葛根30g,生山楂60g,牛肉250g,白萝卜250g,料酒、精盐、生姜、大料、花椒各适量。

【制作与用法】①葛根、山楂、花椒、大料用布包;②牛肉、白萝卜洗净,切成3厘米见方的小块;③一同放入锅中,加水和料酒适量,用武火烧沸,改用文火炖1小时即成。供佐餐分次食用。

【功效】降糖、降压,化痰行滞。

【主治】糖尿病,证属络道不畅,血脉瘀滞者。

第七节　汤　饮

冬瓜草鱼汤

【处方】冬瓜 450g,草鱼肉 350g,料酒、精盐、葱、姜、植物油各适量。

【制作与用法】①冬瓜去皮、瓤、籽,洗净切成方块;②草鱼肉洗净,切成小块;③炒锅加油烧热,放入鱼块稍煎,再加入料酒、冬瓜、精盐、葱、姜、清水煮至鱼熟烂入味即可。供佐餐食用,吃肉、喝汤。

【功效】利尿消肿、减肥降压。

【主治】①糖尿病诸症;②肥胖症、高脂血症、高血压病。

冬瓜鸡丝汤

【处方】冬瓜 350g,鸡胸脯肉 150g,生黄芪 30g,怀山药 30g,精盐、黄酒、味精各适量。

【制作与用法】①冬瓜去皮、瓤、籽,洗净切成薄片;②山药去皮、洗净切成薄片;③冬瓜、山药片在沸水中烫过备用;④鸡脯肉切成细丝,生黄芪布包,一同放入锅中加水 500mL,炖至八成熟时,放入冬瓜、山药,共煮至熟,再加入适量精盐、黄酒、味精调味后稍煮片刻即可。供佐餐食用,吃肉,喝汤,每日 1 剂,分 2 次吃完。

【功效】益气补中、利尿止渴、消除尿糖。

【主治】①糖尿病,证属气阴两虚、尿糖不除者;②糖尿病肾病诸症。

苦瓜降糖汤

【处方】苦瓜 450g,玄参 30g,炒苍术 15g,精盐、味精各适量。

【制作与用法】①苦瓜去皮,洗净,切成小片;②玄参、苍术(同布包)一起放入锅中,加水适量,煮汤,待冬瓜煮熟后加入精盐、味精调味。捞出苍术、玄参,吃菜喝汤,供佐餐食用。

【功效】清热泻火、降低血糖。

【主治】糖尿病血糖过高,久久不降者。

丝瓜山药汤

【处方】丝瓜 150g,山药 50g,枸杞子 15g,调料适量。

【制作与用法】丝瓜、山药去皮,洗净,切成小块,与枸杞子一同放入锅中,加入水适量,共炖为汤,再加入调料即成。供佐餐用,吃菜喝汤,每日 1~2 次。

【功效】健脾补肾、养阴生津。

【主治】糖尿病诸症。

芦笋鲤鱼汤

【处方】芦笋 150g,鲤鱼 1 条(约 450g),黄酒、葱、姜、盐、味精、胡椒粉各适量。

【制作与用法】①将芦笋洗净,切成小段,放入沸水中稍烫后捞出,放入冷开水中备用;②将鲤鱼宰杀去鳞、鳃、内脏,洗净后放入砂锅中加水适量,先用大火煮沸,撇去浮沫,加黄酒、葱、姜后改用小火煨炖,待鱼将熟时加入芦笋,以及精盐、味精、胡椒粉等调料,用小火再煮片刻即可。当菜佐餐,随意食用。

【功效】滋阴清热、降压止渴。

【主治】糖尿病并发高血压者。

胡萝卜枸杞汤

【处方】胡萝卜 60g,雏鸡 2 只,枸杞子 30g,调料适量。

【制作与用法】①将雏鸡去皮,开膛去内脏,然后放入开水中烫透捞出,去掉血沫,置于盘中,加入葱、姜;②胡萝卜洗净切成小块,与雏鸡肉放在一起,再加入鸡汤、枸杞子,上屉蒸 1.5 小时左右,出锅后加鸡精、精盐、胡椒粉等调料即可。供佐餐食用。

【功效】降低血糖、血压,明目。

【主治】①糖尿病诸症;②糖尿病眼病。

【注】胡萝卜又叫红萝卜、黄萝卜。内含胡萝卜素(维生素 A 原,能产生大量维生素 A)、琥珀酸钾盐。有降低血糖、血压,降低癌症发病率,保护大脑及中枢神经系统的正常功能,保护视力,营养眼睛,防治糖尿病并发症,如高血压、视网膜损伤、

神经组织损伤等。因此,糖尿病患者应多吃胡萝卜。

白萝卜山药绿豆汤

【处方】白萝卜 250g,鲜山药 150g,绿豆 100g。

【制作与用法】白萝卜洗净切成细丝,鲜山药洗净去皮切成片,绿豆淘净,一并放入砂锅中加水适量,煮熟呈糊状即可。供佐餐分次食用。

【功效】生津润燥,健脾止漏,利尿解毒。

【主治】糖尿病,证属上消者。

【注】白萝卜味辛甘,性凉,入肺、胃经。有理气化痰、生津润燥、降糖止渴、消食解毒之功。内含甲硫醇、香豆酸、阿魏酸、多种氨基酸、维生素 A、维生素 C、维生素 B_2 以及多种无机盐。其中香豆酸等活性成分有降低血糖作用;萝卜有降低血胆固醇,预防冠心病、高血压病的作用。萝卜含有促进脂肪代谢的物质,有明显的减肥作用;萝卜还有促进胆汁分泌、帮助消化、增加食欲的功效。所以,萝卜对中、老年糖尿病患者来说,经常食用对康复大有好处。然而,由于萝卜性凉,脾胃虚寒者应当慎用,若要服用,宜加用生姜等辛温之品佐之。

蕹菜鲤鱼汤

【处方】鲜蕹菜 250g,活鲤鱼 1 条(约 450g),枸杞子 30g,黄酒、葱、姜、五香粉、盐、味精、香油(芝麻油)各适量。

【制作与用法】①将新鲜嫩蕹菜洗净,入沸水中烫一下,捞出后备用;②将鲤鱼宰杀,去鳞、鳃、内脏,洗净后放入砂锅,先用清水煮沸,撇去浮沫,加黄酒、葱、姜、枸杞子,改为小火煨煮至鲤鱼熟烂,鱼汤呈乳白色,再加入蕹菜,再煮至沸,加入盐、味精、五香粉,拌匀,淋入香油少许即成。

【功效】滋阴止渴、平肝降压。

【主治】①糖尿病,证属阴虚火旺者;②糖尿病合并高血压者。

【注】蕹菜又叫空心菜、竹叶菜,为旋覆花科植物的茎叶。味甘,性寒。入肠、胃经。有清热解毒、润肠通便、降脂、防癌之效。内含胰岛素样成分,有降血糖作用,可用于糖尿病患者的治疗。另外,还含有丰富的粗纤维,可促进胃肠蠕动,故有通便解毒之功。诸凡糖尿病合并肥胖症或高脂血症患者均宜食用。

竹笋蘑菇汤

【处方】新鲜蘑菇100g,新鲜竹笋100g,西红柿60g,精盐、味精、姜末、香油各适量。

【制作与用法】①将新鲜竹笋洗净,切成薄片;②将新鲜蘑菇洗净,撕成小片;③西红柿洗净,去皮,切成小块;④将炒锅烧热加少量香油,将西红柿、竹笋、蘑菇一并倒入,炒热,再加水适量,接着加入姜末、精盐,煮3~5分钟,最后放入味精,淋少量香油即可。供佐餐食用,吃菜喝汤。

【功效】养阴清热。

【主治】糖尿病。

第八节　药　粥

苦瓜粥

【处方】苦瓜150g,粟米50g。

【制作与用法】将苦瓜洗净,去蒂与籽,内瓤、皮切碎,粟米淘净,一同放入砂锅内,加水适量,大火煮沸后,改为小火煨煮成粥。佐餐食用,每日1~2次。

【功效】降低血糖、清热止渴。

【主治】各型糖尿病。

南瓜山药粥

【处方】南瓜50g,山药30g,粳米100g。

【制作与用法】南瓜、山药洗净,切为小丁,与粳米共煮成粥,供佐餐食用,每日1~2次。

【功效】健脾、益气、止渴。

【主治】糖尿病诸症。

【注】南瓜又叫番瓜、饭瓜、倭瓜。性温味甘。有补中益气、解毒消炎、润肺化痰之功。本品营养丰富,经常食用能促进体内胰岛素的释放,使糖尿病患者胰岛素分泌趋于正常,从而使血糖降低。

南瓜含有丰富的果胶,它在肠道内可形成一种凝胶物质,可延缓肠道对糖及脂质的吸收,从而可控制餐后血糖升高。另外,果胶有较好的吸附性,当与淀粉类食物混食时,能提高胃内容物的黏度,从而减慢糖类物质的吸收,并能推迟胃内食物排空,从而降低血糖。

芦笋红枣粥

【处方】芦笋 100g,大红枣 10~20g,粳米 100g。

【制作与用法】①将芦笋洗净切段备用,将红枣等洗净,与淘净的粳米一同放入锅内,加水适量,用旺火煮沸后改为小火,煨煮成粥;②待粥将熟时,把芦笋段加入,再煨煮 5~10 分钟即可。供早、晚餐食用。

【功效】滋阴清热、平肝降压。

【主治】糖尿病合并高血压者。

【注】芦笋又叫长命菜、龙菜。含多种氨基酸、蛋白质、维生素等营养成分。其中香豆素等化学成分有降低血糖作用,还可防治肥胖、视网膜损害、高血压等。

马齿苋粥

【处方】鲜马齿苋 60~100g,小米 120g。

【制作与用法】①将马齿苋洗净,切成小段备用;②把小米淘净放入锅内加水适量,并加入备好的马齿苋,共熬成粥即可。早、晚各食 1 次。

【功效】清热解毒、降低血糖。

【主治】①糖尿病肠病;②急性肠炎、痢疾。

【注】马齿苋俗名马齿菜。味酸,性凉,入胃、大肠经。有清热利湿,凉血解毒之功。内含去甲肾上腺素,可促进胰岛 β 细胞分泌胰岛素,调节糖代谢,从而降低血糖水平。

大蒜粥

【处方】紫皮大蒜 30g,绿豆 30g,小米 100g。

【制作与用法】大蒜去皮,绿豆、小米淘净,放入砂锅内,加水适量,文火煮粥。每日 1 剂,早、晚分食。

【功效】降低血糖、血脂,消炎止泻。

【主治】①糖尿病诸症;②糖尿病肠病。

黄芪降糖粥

【处方】生黄芪 60g,怀山药 60g,枸杞子 30g,小米 100g。

【制作与用法】黄芪、山药(同布包),小米淘净,与枸杞子一并放入锅内,加水适量,共煮成粥。早、晚食用(食用时去其黄芪、山药)。

【功效】补脾益肾,敛脾精降尿糖。

【主治】①糖尿病,证属脾肾两虚者;②糖尿病,尿糖久久不除者;③糖尿病肾病,肾功能不全,尿蛋白久久不除者。

绿豆薏苡仁粥

【处方】绿豆 30~50g,薏苡仁 30~90g。

【制作与用法】绿豆、薏苡仁淘净,放入锅内,加水适量共煮成粥。供早、晚餐食用。

【功效】益脾胃、促运化、解毒热、止消渴。

【主治】糖尿病,证属上消诸症者。

熟地山萸粥

【处方】熟地黄 30~60g,山萸肉 30g,生山楂 30g,粳米 100~150g。

【制作与用法】熟地黄、山萸肉、山楂用布包,粳米淘净,一并放入锅内,加水适量共煮成粥。早、晚分次食用。

【功效】大补元气、强阴益精。

【主治】老年人糖尿病,证属气虚精亏者。

葛根降糖粥

【处方】葛根 60g,丹参 100g,红曲 30g,粳米 100g。

【制作与用法】葛根、丹参同布包,与红曲、粳米一同入锅,加水适量,煮为粥状。早、晚分别食用。

【主治】①糖尿病有血瘀指征者;②糖尿病合并冠心病者。

【注】红曲又名红米、赤曲。为曲霉科真菌紫色红曲霉寄生在粳米上而成的红

曲米。其色呈红色,故名红曲。味甘,性温。入肝、脾、大肠经。有健脾和胃,助消化、消瘀滞,活血化瘀之功。

红曲与丹参、葛根参合,治糖尿病有瘀血指征者甚彰。

燕麦芝麻粥

【处方】燕麦 100g,黑芝麻 30g,小米 60g,枸杞子 30g。

【制作与用法】燕麦洗净,黑芝麻洗去杂质,与小米、枸杞子一同放入锅内,加水适量,文火(小火)煮熟成糊状即可。供早、晚餐食用。

【主治】糖尿病,证属肝肾两虚者。

芹菜红枣粥

【处方】芹菜 150g,大红枣 15~30 枚,枸杞子 30g,粳米 100g。

【制作与用法】将芹菜洗净,切碎,红枣、枸杞子、粳米洗净,一同放入锅内,加水适量,大火烧沸后改为文火(小火)煮熟成糊状即可。早、晚餐食用,每日 1~2 次。

【功效】降低血压,降脂通便。

【主治】①糖尿病高血压病;②糖尿病高脂血症。

【注】芹菜为伞形科植物旱芹的全草。味甘,微苦,入肝、胃经。有平肝凉血、清热利湿之功。内含丰富的蛋白质、脂肪、糖类、粗纤维以及钙、磷、铁等无机元素,多种维生素、芹菜碱、芫荽苷、甘露醇等活性成分。经常吃芹菜,有降低血糖、降压安神、促使脂肪分解从而起到减肥之功。对高血压病、肥胖症、冠心病、高脂血症均有良好作用。

二冬粥

【处方】天冬、麦冬各 50g,大、小米各 60g。

【制作与用法】天冬、麦冬洗净用布包,大米、小米淘净,一同放入锅内,加水适量,用武火(大火)烧沸,改为文火(小火)煎煮 25~30 分钟,除去药渣即可。供早、晚餐食用。

【功效】滋阴润燥、清热止渴。

【主治】糖尿病证属上、中消者。

【注】天冬、麦冬合用,谓之二冬粥。盖麦冬入肺经、天冬兼走肾经,二者参合,有水相生之妙用。其性甘寒,养阴润燥止渴之功益彰。

第七章　糖尿病的心理疗法

心理调养又叫心理疗法,是指医师与患者在交谈过程中,通过语言、态度和行为来影响或改变患者的感受、认识、情绪、态度和行为,以减轻或消除患者痛苦的各种情绪和行为,以及由此而引起的各种躯体症状的治疗方法。

一、心理治疗的重要性

过去对糖尿病的研究,主要遵循"生物医学模式"的研究思路,单纯从生物病理解剖学的角度加以研究,认为糖尿病主要由于遗传基因障碍、免疫功能低下,以及胰岛素抵抗等原因造成胰岛素分泌绝对或相对不足而引起的。在病因上忽略了"社会、环境、心理因素"对糖尿病的重要作用。因而,在治疗上单纯从生物医学角度加以考虑,主要以口服降糖药或注射胰岛素为治疗手段。其结果是疗效既不稳定,也不够理想。

近年来,随着"生物—心理—社会医学模式"的提出,给糖尿病的研究带来了一种新的研究思路。研究发现,糖尿病在发病上不仅与上述生理病理因素有关,还与社会环境、心理因素有关,如工作、学习长期过度紧张,人际关系不协调,生活中的突发不幸事件等社会、心理上的不良刺激,都是糖尿病发生、加重的重要因素。

大量事实表明,糖尿病是一种身心疾病。在运用药物治疗的同时,若能配合心理治疗,采取形神合一、身心同治的方法进行治疗,常能收到事半功倍或单纯药物治疗达不到的效果。

二、心理障碍的表现

1. 忧思过度

得糖尿病以后,有一些患者思想负担很重,不是积极治疗,而是整天顾虑治不好怎么办? 出现并发症怎么治? 对工作、学习、前途以及家庭有何影响……这些想法,都会使患者陷入苦闷、烦恼、忧郁之中,这种心理状态对疾病的治疗十分不利,而且还会使病情加重。

2. 心烦意乱

有些患者对糖尿病缺乏正确认识,对治疗没有耐心,总希望在近期内就能完全治愈。一旦在短时间内治疗效果欠佳,或者病情有所反复,或者出现并发症时,就心烦意乱,心神不安,夜不成眠,这种心理状态对糖尿病的治疗甚为不利。

3. 紧张恐惧

有些患者得了糖尿病以后,思想上十分紧张,把它视为不治之症。尤其当听到、看到有死于酮症酸中毒、下肢坏疽截肢者、眼底病变失明者等,就更加紧张,惶惶不可终日。因而思想沉闷,精神抑郁,饭吃不下,觉睡不着,身体日渐消瘦,如此下去,势必导致病情加重,给治疗带来不少麻烦。

4. 急躁易怒

有些患者由于过度郁闷,以致气机不畅,郁久化火,常因一点小事就生气发火。一旦病情反复,不是责怪医者无能,就是责怪家属照顾不周,日久之后,常因这种烦躁的心境而使病情加重。

5. 悲伤易泣

有些患者特别是当出现多种并发症时,如心脏病变、脑梗死、肾病、尿毒症、下肢坏疽时,在思想上就悲痛难过,甚至对生活失去信心,终日愁眉苦脸,垂头丧气,暗自落泪,认为生不如死,甚至绝望自杀。对这种患者,应特别注意,在药物治疗的同时,一定要进行耐心、细致的心理治疗,调整心理状态,才能收到满意的疗效。

三、心理治疗的原则

1. 真挚热情

医护人员要以满腔的热情,饱满、轻松、愉快的情绪体贴和爱护患者。视患者如亲人,使患者在心理上得到安慰,用以消除患者的恐惧感、沮丧感,从而增强战胜疾病的信心和决心。

2. 一视同仁

医护人员对待患者要一视同仁,无论职位高低、经济优困、职业状况、男女老少、病情轻重等,均应平等对待。对农民、工人、知识分子更应尊重,要用十分和蔼的语言,使患者产生亲切感,以便更好地配合治疗。

3. 敏锐的洞察力

医护人员要具有敏锐的洞察力,善于从观察和交谈中了解患者的心理活动,随时观察发现病情变化,引导他们克服各种不良的心态,从复杂的消极情绪中解脱出来,增强战胜疾病的信心。

4. 根据个体情况区别对待

由于患者的遗传因素、所处的环境、所受的教育不同,以及家庭、职业、性别、年龄、经济状况、病程长短的差异,他们的心理状态也大不相同。在心理治疗的过程中,应对不同的患者采取不同的方法,既要耐心,又要细致,才能收到事半功倍之效。

四、心理治疗的方法

1. 走出孤独

人是高级的社会性动物,除了满足衣、食、住、行外,还需要与人交流沟通,需要有人倾听他的心声,需要精神安慰、文化娱乐。糖尿病兼有心理障碍的患者在处理自己的日常生活、工作时,不要采取自我封闭、自我孤独的方法,例如,住医院时要住高级单间病房,以显示自己的身份独特和富有,这就为自己营造了非常孤独的氛围。不妨住个普通病房,与病友聊天、交流,一块下棋、打牌、说说笑话,不要自视清高,拒绝别人帮助。可以参加病友联谊会,听糖尿病教育讲座,多听听别人讲些什么,回答别人的提问,向别人倾诉内心郁闷,一同参加文体活动或到户外郊游。

2. 向别人倾诉

俗话说,朋友多了路好走。人不可没有朋友,有了苦闷烦心的事应向亲友、医师、护士倾诉,求得帮助,以免自己钻进牛角尖出不来。

3. 转移思路

当遇到生气、苦闷、悲哀以及发生意外事情时,可暂时回避一下,努力把不快、不安、悲伤的情绪转移到其他高兴的事情或思路上,如去干其他的事情、去户外散步、看别人打球、去听听戏、去看看电影等。俗话云:"难得糊涂",这是对待烦心事最好不过的良方。

4. 培养爱好

人不可没有爱好。得病以后,要在多方面培养爱好,如跳舞、唱歌、集邮、作画、游泳、钓鱼、种花、饲养宠物(鸟、鱼、小猫等),它可使不愉快的心情得以平复,并逐渐培养对生活、生命的关爱。

5. 多舍少求

活在人世,多奉献、少索取,之后自然会养成心胸坦荡、笑口常开、宽容他人,为朋友效劳、助人为乐的品格,可有效地克服病态性格的弱点。

第八章　糖尿病的音乐疗法

音乐疗法是运用音乐艺术来调节患者的心神,调动机体的潜能去战胜疾病的一种方法。近年来,有学者运用音乐与电疗、针灸相结合的治疗仪,将"音乐电流"通过电极或电针,导入人体的一定部位(穴位),用音乐、心理、电流影响经络功能以防治疾病,取得一定效果。

一、音乐疗法的作用

1. 调节心神,改善功能

音乐疗法的心理作用十分明显,如节奏明快的音乐能振奋人的情绪;旋律悠扬的乐曲则使人轻松、愉快、舒适,并有助于缓解紧张和疲劳;悲壮的乐曲则令人热泪盈眶;靡靡之音使人消沉;雄壮的军乐声能鼓舞斗志。

2. 调整血脉,促进循环

音乐的物理作用是通过其音调来影响人体的生理功能。音乐以音调作用于蜗神经(听神经),进而影响全身各器官。如音响的共振,可使躯体发生强烈的反应,从而激发人体内储存的潜能,使其由静态转为动态,促使血脉运行畅通,从而达到治疗疾病的目的。

3. 消耗体能,瘦身减肥

音乐疗法可促进代谢,使糖尿病患者体重下降。海姆斯博士所做实验表明,进行了某种"音乐疗法"的人,体重每星期可下降0.91kg。

二、音乐疗法的方法

1. 感觉欣赏法

选择适当时间,播放适宜治疗的乐曲,通过音乐的旋律、节奏、曲调等因素,调节大脑神经中枢,使其逐步调和平衡,起到治疗作用。

2. 积极参与法

有条件者积极参与演唱、演奏、作词、编曲等音乐活动也是十分有益的。它可激发人体的抗病潜能，增强战胜疾病的信心。

三、音乐疗法的处方

音乐疗法的实施必须根据不同的年龄、病情、心情有选择性地进行。必须在医师的指导下实施，才能收到事半功倍的效果。

1. 舒肝散郁方

糖尿病患者出现忧郁、焦虑、失望、烦躁时，可选用舒肝散郁之方，如民族乐曲《光明行》《喜洋洋》《高山流水》《步步高》《春天来了》《雨打芭蕉》《阳关三叠》《啊，莫愁》等。

2. 平肝潜阳方

情志不遂，肝郁气滞，厥气上逆，症见心情激动，愤怒不已，狂躁不宁，头晕目眩，口干口苦等。可选音乐低沉伤感，凄凉悲哀曲调，抑制狂躁、愤怒，减轻情绪亢奋。如民族乐曲《江河水》《汉宫秋月》《三套车》《塞上曲》等。

3. 振奋提神方

糖尿病患者症见意志消沉，悲观失望，疲乏无力者，可选听节奏鲜明，高亢激昂、热情奔放曲调，如《欢乐颂》《黄河大合唱》《大刀进行曲》《霹雳行》等。

4. 醒脾开胃方

脾胃不健，纳运失常，症见食欲缺乏，消化不良者，就餐时可收听形式简洁，细腻动听，赏心悦耳的曲目，以焕发食欲，增加进食，促进脾胃的运化、吸收功能。如《喜洋洋》《彩云追月》《平湖秋月》《阳关三叠》《金蛇狂舞》《花好月圆》等。

5. 宁心安神方

糖尿病患者出现焦虑不安，烦躁不宁，心神不安，头昏失眠者，可选宁心安神方，乐曲以情调悠然，节奏徐缓，旋律典雅，清幽和谐为宜，如《二泉映月》《梅花三弄》《江南好》《春江花月夜》《梦幻曲》等。

四、实施方法

糖尿病患者的音乐疗法的实施必须根据不同的年龄、病情、心情有选择地进行。

1. 倦怠无力

听一些节奏鲜明、情绪奔放的幻想曲,,能解除大脑的疲劳,还能使神明之府迅速恢复清新的感觉。

2. 纳呆厌食

就餐时可放一些形式简洁、细腻动听的即兴曲,这样可使人心平气和地进食,以增进食欲,增加消化液的分泌,有利于消化。如《喜洋洋》《彩云追月》《高山流水》等。

3. 精神不振,闷闷不乐

选听一些速度较快、富有生气的"诙谐曲",或选听节奏活泼、旋律流畅的"圆舞曲",可帮助患者从压抑的情绪中解脱出来。

4. 年高体衰,心情低落

选听一些格调高雅,充满浪漫色彩的"小夜曲",或听旋律优美带有摇摆感的"船歌",它可使人心神爽朗,血脉运行通畅。

5. 糖尿病合并高血压

可听平静舒缓、朴实自然的"牧歌",有助于情绪稳定和血压的下降。

第九章 糖尿病的运动调养

生命在于运动,经常适度的体力活动或体育运动,不仅是维持身心健康所必需,也是促进糖尿病康复的一种重要手段。中医历来重视运动在糖尿病康复中的作用,隋代巢元方在《诸病源候论》一书中提出,患消渴病的患者应先行导引,然后"行一百二十步,多者千步,然后食之"。确实,临床和实验证明,运动对糖尿病有多方面的益处。

一、治疗作用

1. 激活脑细胞,增强战胜疾病的信心

运动疗法可激活脑细胞,振奋精神,并能消除紧张情绪,保持良好的心理状态,树立战胜疾病的信心,从而提高患者的生存质量。

2. 增强体质,改善机体功能

运动可增强体质,改善机体的代谢功能,增加血液中高密度脂蛋白,降低低密度脂蛋白和极低密度脂蛋白,消除过度有害的胆固醇,有利于延缓和预防动脉粥样硬化。起到保护心、脑血管的作用,对预防心、脑血管并发症有益。

3. 降低血糖、血脂和血液黏稠度

运动锻炼可提高机体对胰岛素的敏感性,或降低对胰岛素的抵抗,增加肌肉对血糖的利用,改善血液循环。可降低血糖、血脂,使肥胖者体重减轻,高血压者血压下降,血脂代谢紊乱者得以改善。还能降低血液黏稠度,增强红细胞变形性,改善各脏器的血液供应,控制糖尿病慢性并发症的发生、发展。

二、适应证

1. 轻度和中度的 2 型糖尿病(非胰岛素依赖型糖尿病)患者,尤其是肥胖的患者,运动疗法最为适宜。因为运动可以消耗体力,增加机体对热能的利用,抑制热能转换为脂肪,防止体内脂肪的储存。

2.有动脉硬化、高血压、冠心病等并发症的糖尿病患者,在并发症不严重的情况下,均可采用运动疗法,因为适度的体育活动有助于糖尿病康复,控制并发症发展。

3.口服药物剂量保持恒定,或用胰岛素治疗的 1 型糖尿病患者在病情稳定的情况下,可选择适当的体育锻炼,因为活动有助于提高患者的生活质量。

三、禁忌证

1.胰岛素严重缺乏的 1 型糖尿病患者不宜参加体育运动。运动可使肝糖元输出增多,由于胰岛素缺乏,肌肉对葡萄糖利用不能相应增加,会引起血糖增高,病情加重,甚至出现酮症酸中毒。

2.不稳定型糖尿病患者不宜进行体育运动。运动可以降低血糖,特别在胰岛素作用高峰时刻,如上午 11 点,极易引起低血糖昏迷。

3.合并严重高血压[血压高于 22.7/13.3kPa(170/100mmHg)]、缺血性心脏病、近期有心绞痛的患者,运动会加重心脏负担,诱发心绞痛,甚至导致心肌梗死。

4.合并较重的糖尿病肾病、肾功能不全、大量尿蛋白患者,运动可能会升高血压,增加尿蛋白排出,加重肾病的发展。

5.口服降糖药后经常出现低血糖的患者,不宜参加运动。

6.有Ⅳ期以上视网膜病变、眼底有活动性出血的患者,运动量过大会诱发眼底再次出血,甚至大出血导致失明。

7.有严重的糖尿病神经病变,下肢感觉缺失、足部溃疡(坏疽)者,不宜参加体育锻炼。

8.有急性感染、酮症酸中毒等急性并发症的患者不宜进行体育活动。

9.老年人糖尿病合并老年痴呆症者不宜单独户外锻炼。

10.糖尿病合并妊娠的妇女,心率>120 次/分,不宜参加剧烈运动。

四、注意事项

体育运动是糖尿病康复的主要方法之一,经常参加运动,能控制病情,减少并发症的发生。由于患者的体质、病情等的具体情况不同,所以,运动时必须注意以下几点:

1. 保证安全

运动前应做全面细致的体格检查。根据检查结果,排除禁忌证,选择有效的、安全的锻炼形式。运动时应随身携带一张医疗卡,标明姓名、住址、联系电话、联系人,以及患病情况等。锻炼时应准备些食物,如巧克力、饼干等,以备发生低血糖时应急之用。

2. 坚持锻炼,持之以恒

体育锻炼贵在坚持,决不要三天打鱼两天晒网。只有坚持下去才能达到降糖、降脂、降血压、降低血液黏度的效应,才能达到康复的目的。

3. 循序渐进,量力而行

体育锻炼要循序渐进,保持适度,不要片面追求运动强度与时间,否则,会加重病情,甚至会引起酮症酸中毒。若有心慌、气短者,当运动结束后,休息 5～10 分钟心率应恢复到运动前的水平,感到轻松愉快、食欲和睡眠良好,肌肉酸痛及疲乏感经短暂休息即可消失。

4. 准备活动不可少

体育运动前应先做 5～10 分钟的准备活动,然后再开始运动,运动强度要缓慢增加,运动快终了时再缓慢减低强度。突然开始运动或骤然结束运动易导致事故的发生。运动结束时,最好做一些整理运动,以便恢复生理常态。

5. 运动时间的选择

体育运动,最好在饭后 30～40 分钟进行。一般来说,每日上午 11 时是胰岛素作用最强的时间,这时不宜运动,否则易出现低血糖,甚至引起低血糖昏迷。

晨练并非越早越好,很多人认为早上空气新鲜,环境幽静,效果最好。但实际春、秋、冬三季,近地面逆温层使空气污染物在早 6 时之前最不易扩散。最佳的运动时间应在旭日东升后,朝阳初照之时。另外,下午及黄昏前后亦是最佳的运动时间。因为此时体力、肢体反应敏感度、适应能力均达最佳状态,心率、血压最低,并已吃过晚饭,为糖尿病患者体育锻炼的最好时间。

6. 重症患者

重症糖尿病患者(即血糖达 16.7mmol/L)要避免做剧烈的运动,应在医师的指导下循序渐进地开展体育活动。因为,在高血糖下运动会导致血液中额外的乳酸堆积,在血糖降低,尿糖、酮体减少以后,可做些轻松的活动。

7. 有视网膜病变的患者

在锻炼时应避免做跳跃、弯腰等运动,以防发生视网膜脱离。

8. 老年糖尿病患者

进行体育运动时需谨慎行事,运动量不宜过大,运动的形式宜舒缓。

五、体育锻炼的方式

糖尿病患者进行体育锻炼十分重要。但应根据个人的具体情况选择适宜的运动形式。中老年糖尿病患者最好选择比较柔和的体育活动,如步行、慢跑、广播操、太极拳、太极剑、短距离游泳、滑冰、划船、骑自行车等;体重正常的中、轻度糖尿病患者,可选中等程度运动量,如散步、骑自行车、跳舞、打球、划船等;体型偏胖的糖尿病患者,可选择中、重度运动量,如快步行走、跳舞、游泳、滑冰、滑雪等;体形偏瘦的糖尿病患者,可选轻度运动量,如散步、乒乓球等。

（一）步行

步行,又叫散步。它对糖尿病患者是一种简便易行、安全可靠的运动锻炼方法。步行应选择在空气清新、环境幽静的花园、公园、林荫道上进行。

运动医学专家指出,散步不但能帮助人们减轻体重,而且能使肌肉、骨骼更加强健,减少心脏病和卒中的风险,同时又是增强机体免疫力的最简便方法之一。

糖尿病患者实施步行锻炼时,亦宜根据自身具体情况而定。一般来说,步行的速度分为:

(1)慢速步行:60~70 步/min,相当于 2~3km/h。

(2)稍快步行:70~90 步/min,相当于 2.5~3.7km/h。

(3)中速步行:90~120 步/min,相当于 4.9~5.7km/h。

(4)快速步行:120~140 步/min,相当于 5.9~6.7km/h。

（二）跑步

跑步是一种具有显著健身功能的运动。糖尿病患者适合于慢跑。因为慢跑比步行的运动强度有所加大,常年坚持既可使气血、经络畅通,又能使动脉硬化推迟,还能保持关节灵活,防止老年人肌肉萎缩;更可使胃肠蠕动增强,从而增进食欲、改善消化吸收功能,防止中老年人脑力劳动者的胃肠功能紊乱,保持大便通畅。

慢跑运动简便易行,不受年龄限制,中老年人都可参加。慢跑的速度:每分钟100~120 米,每次 10~30 分钟,每周 3~5 次。

糖尿病患者跑步要注意以下问题:

(1)跑步前做 3 分钟的准备活动,跑步结束时不要蹲下休息,因为蹲下休息不利于下肢血流回流,加重疲劳。

(2)跑步时间以上午 9~10 时,下午 4~5 时为宜。这个时间段人处于不饥不饱状态,各器官运转正常,有利于锻炼。

(3)持之以恒、循序渐进,不要盲目追求速度、距离,以免引起不良后果。

(4)随身携带疾病卡、糖果,以备救急之用。

(三)爬山、爬楼梯

爬山运动可显著提高腰、腿部的力量,提高行进速度、耐力和身体的协调平衡能力,并能增强心、肺功能,增强抗病能力,促进新陈代谢,提高人体对胰岛素的敏感性,有利于控制血糖水平。爬山的时间最好在饭后 30~40 分钟,或吃一些食物后进行,其目的是防止发生低血糖。

中老年人体质状况欠佳,病情较重者,可改为爬楼梯运动,如六层楼梯,每日可爬 3~5 次,同样可以收到类似爬山的效果。为了安全起见,要根据自身的具体情况灵活掌握,仍以不感到疲劳为度。登楼梯时的热能消耗比静坐多 10 倍,比步行多 1.7 倍。据测定,一个体重 65kg 的人,如果正常速度登楼梯,上下楼梯 10 分钟,大约可消耗热能 313.93 千卡。

(四)游泳

游泳是一种集阳光浴、空气浴、冷水浴为一体的水中运动项目。它对疾病是一种综合性、全身性的治疗。通过游泳运动,可以增强人体神经系统的功能,改善血液循环,增强体质,获得良好的治疗效果。还可以陶冶情操,磨炼意志,树立战胜疾病的信心,有利于患者的康复。值得提醒的是,游泳锻炼时,一定要量力而行,适可而止,千万不可运动过度,以免发生意外。

(五)太极拳

太极拳是我国传统的健身运动,它集中了古代保健体操的精华。太极拳有轻松、自然、舒展、柔和的特点。它采用内功与外功相结合,使呼吸、意念与运动三者和谐统一,动作和缓而又连绵不断,如同行云流水,运动量可随意调节。尤其对于体质较弱的糖尿病患者是一种最佳的锻炼方式。实践证明,太极拳能疏通经络,调理气血,促进血液循环,改善心脏血管功能,增加肺活量,提高肺脏的通气和换气功能,促进胃肠蠕动,使胃肠的消化吸收功能及体内的物质代谢功能加强,对防治糖尿病并发症有着良好的作用。

太极拳属中等量或轻量运动,对各类糖尿病患者均适合。

(六)八段锦

第一段　两手托天理三焦

预备姿势:立正,或两脚平行站立,距离与肩相等。两眼平视前方,舌尖轻抵上腭,用鼻呼吸,周身关节放松,两臂自然松垂身侧,各指伸展,躯体自然正直,足趾抓地,足心上提,如此站立片刻,以求精神集中,力量贯注。

动作:

(1)两臂徐徐自左右侧方上举,至头顶,两手手指交叉,翻掌,掌心向上托起如托天状,同时两脚跟提起离地。

(2)两臂放下复原,同时两脚跟放下着地。

如此反复多遍。若配合呼吸,上托时深吸气,还原时深呼气。

第二段　左右开弓似射雕

预备姿势:立正。

动作:

(1)左脚向左踏出一步,两腿弯曲呈骑马式。两臂在胸前交叉,右臂在外,左臂在内,眼看左手,然后左手握拳,食指翘起向上,拇指伸直与食指呈八字撑开。接着左臂向左推出并伸直,头随而左转,眼看左手食指,同时右手握拳,展臂向右平拉如拉弓弦状。

(2)复原。

(3)右脚向右踏出一步,两腿弯曲呈骑马式。其余动作同(1),惟方向相反。

(4)还原成立正姿势。

如此反复多遍。若配合呼吸,展臂及拉弓时吸气,复原时呼气。

第三段　调理脾胃臂单举

预备姿势:立正,或两脚平行站立,距离与肩宽相等,两臂自然松垂身侧。

动作:

（1）右手翻掌上举，五指并紧，掌心向上，指尖向左，同时左手下按，掌心向下，指尖向前。

（2）复原。

（3）左手翻掌上举，五指并紧，掌心向上，指尖向右，同时右手下按，掌心向下，指尖向前。

（4）复原。

如此反复多遍。若配合呼吸，上举下按时吸气，复原时呼气。

第四段　五劳七伤向后瞧

预备姿势：立正，两手掌心紧贴腿旁。

动作：

（1）头慢慢向左转，眼望后方。

（2）复原。

（3）头慢慢向右转，眼望后方。

（4）复原。

如此反复多遍。若配合呼吸，向后望时吸气，复原时呼气。

第五段　摇头摆臂去心火

预备姿势：两腿分开，相距约为3倍足长，屈膝呈骑马状，两手扶大腿部，虎口向前。

动作：

（1）上体及头前俯深屈，随即在左前方尽量作弧形摇转，同时臀部相应右摆。左腿及左臀部适当伸展，以辅助摇摆。

（2）复原。

（3）上体及头前俯深屈，随即在右前方尽量作弧形摇转，同时臀部相应左摆。

（4）复原。

如此反复多遍。若配合呼吸，则头左前（或右前）摇转时吸气，复原时呼气。两手扶腿可随体转而稍移动。

第六段　两手攀足固肾腰

预备姿势：立正。

动作：

（1）上体缓缓向前深屈，膝保持挺直，同时两臂下垂，两手握住足尖（如做不到，改为两手指尖触两足踝），头略抬高。

（2）复原。

（3）两手在背后抵住脊骨，上体缓缓向后仰。

（4）复原。

如此反复多遍。此式最好用自然呼吸。

第七段　攒拳怒目增气力

预备姿势：两腿分开屈膝呈骑马式，两手握拳放在腰旁，拳心向上。

动作：

（1）右拳向前方缓缓击出，右臂伸直，拳心向下，两眼睁大，向前虎视。

（2）复原。

（3）左拳向前方缓缓击出，左臂伸直，拳心向下，两眼睁大，向前虎视。

（4）复原。

如此反复多遍。配合呼吸，拳向前击时呼气，回收时吸气。

第八段　背后七颠诸病消

预备姿势：立正，两掌心贴大腿前。两膝保持伸直。

动作：

（1）两脚跟提起离地3.3~6.6厘米，同时头向上顶。

（2）两脚跟放下着地复原。

如此反复多遍。配合呼吸，脚跟提起时吸气，脚跟放下时呼气。

此法每日可练2~3次。适用于肝肾阴虚，或气阴两虚者。

第十章　糖尿病的减肥疗法

一、意义

肥胖已被世界卫生组织确定为疾病。因为肥胖不仅可引起高血压、胰岛素抵抗、高血糖、脂质代谢紊乱、脑卒中、冠心病等心脑血管疾病,还可导致睡眠性阻塞性呼吸暂停综合征、骨性关节炎、痛风、不孕,并使某些癌症(乳腺癌、前列腺癌、结肠癌等)发病率增高。

国内、外临床研究证实,减肥可有效地降低肥胖引起的多种并发症的危险。肥胖的人若体重减轻 4.5kg,可降低糖尿病患病率 33%;若体重减轻>7.5kg,可降低糖尿病患病率 51%。

1.适度而持久的体重下降(-5%~-10%),可使:①所有相关原因导致的病死率下降 20%;②糖尿病相关病死率下降 30%;③相关肿瘤(乳腺癌、前列腺癌、结肠癌等)引起的病死率下降 40%;④降低血糖 50%。

2.若能使肥胖的糖耐量异常患者体重减轻 7kg,则可收到:①使 71%的糖耐量异常患者转变为糖耐量正常者;②使 42%的肥胖的 2 型糖尿病患者转变为糖耐量正常者;③使 15%的肥胖的 1 型糖尿病患者变为糖耐量正常者。

二、适应证

1.体质指数(BMI)≥25,腰围与臀围比:男>0.90,女>0.85 的糖耐量异常或空腹血糖偏高的患者、2 型糖尿病患者,或腰围男性>85cm 者,女性≥80cm 者。

2.2 型糖尿病患者的一级亲属中肥胖或超肥胖者。

3.患有代谢综合征的人,即集高血压、高血脂、高尿酸血症、肥胖、糖代谢异常、高胰岛素血症或胰岛素抵抗于一身的人,无论是否已合并心脑血管疾病均应减肥,他们将从减肥中获益最大。

4.高度胰岛素抵抗伴黑棘皮病的肥胖患者。

5.伴有睡眠性呼吸暂停综合征,严重骨性关节炎的肥胖或超重患者。

6.多囊卵巢综合征的患者(肥胖、高血压、糖代谢异常、高血脂、雄激素增多、多毛、月经紊乱、闭经、不育等)。

三、减肥方法

1.健康教育

健康教育是让人们知道肥胖的危害,造成肥胖的原因,如何防止肥胖发生,怎样判断自己是否肥胖,如果是肥胖该怎样纠正,什么是健康的生活方式等。从而自觉预防肥胖,坚持减肥疗法,达到良好的减肥目标。

2.行为干预

肥胖常与不良的生活习惯或行为有关。例如,早晨起床晚、不吃早餐。夜晚睡得迟、喜吃夜宵。平日嗜食肥甘甜食、油炸食品。喜欢静坐、大睡,不愿参加体育锻炼。诸如此类不良习惯,均是引起肥胖的主要因素。解决办法如下:

(1)给患者讲清肥胖的危害,指出造成肥胖的不良行为与生活方式,告诫人们这种行为的代价是牺牲健康年华。

(2)组织减肥小组,让减肥者一起参加体育活动,以便互相交流经验,互相监督。

(3)按时起床,按时就餐,尽量在家用膳,不吃洋快餐。

(4)改变思维模式,寻找新的活动乐趣,放松自己,减轻因生活、工作带来的压力。

3.少食多餐

在总热量保持不变的情况下,采取少食多餐的进食方式,比少餐多食更有利于减肥。因为一次性进食量过大,势必刺激胰岛素分泌,使糖的吸收增加,利用率也增大,合成脂肪也增多,故不利于减肥。少食多餐可以减少胰岛分泌胰岛素,而使上述弊端减少。

由于胰岛素的活性在晚上最强,所以要避免夜间进食,否则易于发胖。然而,若过多减少进食量而增加进餐次数,则可因过度饥饿使自身脂肪大量消耗,血液游离脂肪酸明显增多,会加重动脉硬化,也是不可取的。

4.提倡饮茶

茶叶的记载见于《本草图经》,为山茶科植物茶的芽叶或老叶。味苦、甘,性凉。入心、肺、胃经。有清头目,除烦渴,助消化,利尿解毒之功。

　　茶叶的品种甚多,其功能也不尽同。按照辨证施治的原则,应随证选用。如糖尿病伴有肥胖症者,宜选乌龙茶、普洱茶、黑茶为佳。

　　乌龙茶是半发酵茶,几乎不含维生素 C,但富含铁、钙等矿物质,有促进消化酶和分解脂肪的功效。饭前、饭后喝一杯乌龙茶,可防止因摄取脂肪过多而引起的肥胖症。

　　黑茶对抑制腹部脂肪的增加有明显效果,它在发酵过程中产生一种普诺尔成分,有防止脂肪堆积的作用。

　　普洱茶为黑茶的一种,消除体内多余脂肪的作用更强,故为减肥的佳品。

　　欲利尿解毒者,宜选乌龙茶;欲减肥者,宜用黑茶。为达到预期效果,最好饮用刚泡好的浓茶为妥。

第十一章　糖尿病并发症的防治

第一节　糖尿病脑动脉硬化

糖尿病脑动脉硬化,是指糖尿病患者由于糖代谢与脂代谢紊乱等因素而导致脑部血管发生动脉粥样硬化的退行性病变,属中医"眩晕、头痛、失眠、健忘"等病证的范畴。

【临床表现】

1.早期无明显症状,进一步发展则可出现头晕、头痛、嗜睡、注意力不集中等症。

2.当糖尿病脑动脉硬化发展到一定程度,除上述症状进一步加重外,还可出现记忆力减退,思维能力下降,情感淡漠,手足麻木、发凉等。

3.神经定位症状

(1)动脉硬化性痴呆:为大脑皮质功能普遍下降,以精神障碍为主,患者常有人格和心理方面的改变,如稚气、忧郁、激动或语言增多、噪喋不休,或寡言少语,闷闷不乐,记忆力减退,语言颠三倒四,有时伴有轻微的局灶症状,如偏瘫、舌瘫、面瘫等。

(2)假性延髓球麻痹:病变累及双侧皮质延髓束,常见病变部位在内囊,其症状有构音困难、运动性失语、吞咽困难、面部表情及舌运动障碍,四肢呈痉挛性轻瘫,步态僵硬,缓慢笨拙,强哭、强笑或情感与智能分离,腱反射亢进,下颌反射、唇反射、掌心下颌反射增强等。

(3)脑神经麻痹:由于脑动脉硬化或动脉瘤压迫或闭塞,导致脑神经受损,出现脑神经麻痹症状。

【辨证施治】

1. 气阴两虚,络脉瘀阻型

[主症]乏力神疲,劳累尤甚,抵抗力差,常易感冒,表虚自汗,烦热口干,但不欲饮,腰膝酸软,肢体麻木,舌淡暗,脉细弱。

[治则]益气养阴,疏通络道。

[处方]降糖对药化裁。

生黄芪 30~50g,大生地黄 30g;炒苍术 15g,玄参 30g,紫丹参 30g,葛根 15g,全当归 10g,川芎 10g,桔梗 10g,荷叶 10g。水煎服,每日 1 剂。

[加减]

(1)体虚易感冒者,加杭白芍 10g,川桂枝 10g;

(2)头昏、头晕,证属精血不足,血不上荣者,加何首乌 10g,白蒺藜 10g;

(3)头昏、头晕,证属阳虚精少,气机不畅者,加鹿角霜 10g,甘松 10g;

(4)精神恍惚、不能自制者,加百合 15~30g,知母 10g;

(5)头昏、头脑不清,失眠,记忆力减退者,加远志 10g,节菖蒲 10g;

(6)腰膝酸软者,加千年健 15g,金毛狗脊 15~30g。

2. 气虚血瘀型

[主症]头晕目眩,体倦乏力,记忆力减退,口角流涎,半身麻木,筋骨痿软,转侧不利,行走不稳,舌质淡暗,或紫暗,或有瘀点、瘀斑,苔薄白,脉沉细,来去流动不利。

[治则]益气活血,化痰通络。

[处方]补阳还五汤合降糖对药方化裁。

生黄芪 30~50g,当归 10g,赤芍 10g,地龙 10g,太子参 15g,生地黄 30g,丹参 30g,葛根 15g,炒苍术 15g,玄参 30g,桃仁 10g,红花 10g。水煎服,每日 1 剂。

[加减]

(1)舌僵、语言不利,加生蒲黄 10g(布包),炒白术 10g,节菖蒲 10g;

(2)头昏、头痛,加何首乌 10g,白蒺藜 10g;

(3)血压偏高,加茺蔚子 10g,夏枯草 10g,或加槐花 10g,牛膝 10g;

(4)血糖偏低,加鹿角霜 10g,甘松 10g;

（5）血糖不降,加知母 15g,生石膏 30g;

（6）尿糖不降,加乌梅 10g,天花粉 30g;

（7）夜尿频数,加枸杞子 10g,川续断 15g,或加益智仁 10g,桑螵蛸 10g,乌药 10g;

（8）大便干燥,加杭白芍 30g,当归 15g。

3. 痰浊瘀阻型

[主症]头晕目眩,头重如裹,昏蒙不清,胸脘胀闷,纳呆泛呕,口干不欲饮,或口角流涎,肢体麻木,或半身不遂,舌胖、呈紫暗色,边有齿痕,苔白腻,脉弦滑或细涩。

[治则]理气化痰,活血通络。

[处方]半夏天麻白术汤合通窍活血汤化裁。

姜半夏 10g,天麻 10g,炒白术 10g,云茯苓 15g,陈皮 10g,当归 10g,川芎 10g,桔梗 10g,桃仁 10g,红花 10g,老葱 30g,生姜三片,鲜荷叶 1/2 张。水煎服,每日 1 剂。

[加减]

（1）湿重舌苔白腻,加藿香 10g,佩兰 10g,或加白豆蔻仁 10g,杏仁 10g,生薏苡仁 30g;

（2）燥热较甚,舌苔黄腻,加黄芩 10g,黄连 6g;

（3）胃气上逆,呕吐痰涎,加旋覆花 10g,代赭石 15g(用布包煎);

（4）痰蒙清窍,头脑不清,加胆南星 10g,节菖蒲 10g,佩兰叶 10g;

（5）血压偏高,加黄芩 10g,槐花 10g,桑寄生 25g;

（6）肢体顽麻,加豨莶草 30g,鸡血藤 30g,白芥子 10g;

（7）皮肤瘙痒,加白蒺藜 10g,地肤子 15g;

（8）妇人下身瘙痒,加知母 10g,黄柏 10g;

（9）下肢水肿,加防己 10g,车前草 10g,旱莲草 10g。

4. 脾肾两虚型

[主症]头昏头重,头脑不清,神疲乏力,心悸气短,腰膝酸软,四肢欠温,纳呆便溏,夜尿频频,舌淡、苔白或腻,脉沉细。

[治则]健脾补肾,益气通脉。

[处方]补中益气汤合降糖对药化裁。

生黄芪 30g,生地黄 15g,炒白术 10g,陈皮 10g,党参 10g,川芎 10g;柴胡 10g,升麻 6g;丹参 30g,葛根 15g;炒苍术 10g,玄参 15g。水煎服,每日 1 剂。

[加减]

(1)心悸气短,加仙鹤草 25g,地锦草 10g,太子参 15g;

(2)头昏,视物模糊不清,加桑叶 10g,桑葚子 10g,黑芝麻 10g;

(3)失眠,证属心肾不交者,加炒远志 10g,节菖蒲 10g;

(4)腰膝酸软,加千年健 10g,金毛狗脊 15g;

(5)大便溏薄、不成形,加芡实米 10g,莲肉 10g;

(6)小便频数,夜间尤甚,加枸杞子 10g,川续断 15g。

【调养】

1. 饮食调理

饮食治疗的关键是减少胆固醇和脂肪酸的摄入,以低糖低脂肪的饮食为佳。提倡清淡饮食,多食富含维生素、微量元素及纤维素的食物。尤其要选用未经过加工的天然食品为佳。

2. 劳逸结合

平时要适当参加体育活动,应避免精神过度紧张,防止过度劳累,注意使生活规律化,禁烟忌酒。要积极治疗已患有的疾病,如高血压、高脂血症、肥胖症等,对脑动脉硬化能起到一定的预防和治疗作用。提倡坚持每天三个"半小时",即早、晚活动半小时,中午睡眠半小时。

3. 血府逐瘀口服液

每日 10mL,或每次口服大黄䗪虫丸 1/2 丸,日服 2 次。

4. 缓慢起身

为了防止意外发生,每日起居宜坚持 3 个"半分钟",即早晨醒来躺半分钟;坐起半分钟;膝关节下垂,坐于床边停半分钟,最后再下地为宜。

第二节　糖尿病高脂血症

糖尿病高脂血症是与脂代谢紊乱有密切关系的并发症之一。中医学中尚无血脂这一概念,亦无高脂血症之病名。从中医生理、病理考证,"血脂"与"脂膏"类同,《内经·五癃津液别》篇云:"五谷之津液,和合而为膏者,内渗于骨空,补益脑髓。"盖"膏"者乃人体所化生的精微物质是也。

糖尿病脂肪代谢功能紊乱,水谷变化精微物质受阻,不能被人体所利用,反蓄积于体内而成致病因子,中医学将它概括为痰、湿、瘀三种。

糖尿病高脂血症属于中医"痰证""中风""眩晕""胸痹"的范畴。

【临床表现】

(1)有口渴、多饮等糖尿病症状。

(2)可有乏力、肥胖、脂肪肝等。

(3)可有动脉硬化的症状和体征,或动脉硬化出现较早。

(4)血糖和糖基化血红蛋白升高。

(5)血清胆固醇>5.7mmol/L,三酰甘油>1.8mmol/L。

【辨证施治】

1.痰湿内蕴型

[主症]气短胸闷,倦怠乏力,头沉昏蒙,食欲缺乏,腹胀便溏,舌苔薄白或白腻,舌体胖,脉弦滑。

[治则]健脾益气,渗湿化痰。

[处方]参苓白术散合二陈汤化裁。

云茯苓15g,炒白术10g,炒苍术10g,怀山药15g,白扁豆15g,生薏苡仁15g,陈皮10g,半夏10g,太子参15g,生山楂15~30g。水煎服,每日1剂。

[加减]

(1)痰郁化热,加海浮石10~15g(打碎),旋覆花10g(布包),或加黛蛤散10g,海浮石15g(同布包煎);

(2)咳吐稀痰者,加半夏曲10g,旋覆花10g(用布包煎)。

2. 气滞血瘀型

[主症]头昏头痛,胸脘闷胀,气短乏力,口干不欲饮,时而心悸,肢体麻木、疼痛,舌质淡暗,或有瘀点、瘀斑,苔薄黄而干,脉沉细,或沉涩。

[治则]调气活血,益气养阴。

[处方]血府逐瘀汤合生脉散化裁。

当归 10g,川芎 10g,赤芍 10g,生地黄 15g,炒枳壳 10g,柴胡 10g,桔梗 10g,牛膝 10g,桃仁 10g(捣),红花 10g,五味子 10g,麦冬 15g,党参 10g。水煎服,每日 1 剂。

[加减]

(1)气虚甚者,加生黄芪 30g,太子参 15g;

(2)自汗、寝汗,加生牡蛎 30g,山茱萸 15g;

(3)胸憋闷、胸痛,加瓜蒌 15g,薤白头 10g;

(4)下肢水肿,加防己 10g,茯苓 15g;

(5)下肢麻木,加豨莶草 30g,鸡血藤 30g;

(6)肢体疼痛,加钩藤 10g,海风藤 15g,络石藤 15g,鸡血藤 30g,威灵仙 15g;

(7)大便干燥,加何首乌、女贞子各 15g,或加全瓜蒌 30g,风化硝 10g;

(8)阳痿,加仙茅、淫羊藿各 10g。

3. 肝郁气滞型

[主症]口干口苦,胁肋胀痛,右胁为甚,痛引胃脘,纳谷不香,时而泛呕,体倦乏力,舌淡、苔薄白,脉弦细。

[治则]疏肝理气,清泄肝胆。

[处方]小柴胡汤合逍遥散化裁。

柴胡 10g,黄芩 10g,半夏 10g,党参 10g,郁金 15g,香附 10g,当归 10g,赤芍、白芍各 10g,炒白术 10g,茯苓 15g,牡丹皮 10g。水煎服,每日 1 剂。

[加减]

(1)气急心烦,加炒山栀子、淡豆豉各 10g;

(2)胁肋疼痛,加川楝子 10g,元胡 10g,

(3)两胁肋胀,加青皮、陈皮各 10g,青橘叶 10g;

(4)肝脾肿大,加合欢皮 10g,白蒺藜 10g。

4. 脾肾两虚型

[主症]体倦乏力,腰膝酸软,纳呆腹胀,耳鸣眼花,尿少水肿,肢体麻木,四肢

不温,舌淡、苔白,脉沉细。

[治则]补肾健脾。

[处方]香砂六君子汤合杜仲丸化裁。

党参 10g,茯苓 15g,炒白术 10g,生黄芪 30g,半夏 10g,陈皮 10g,何首乌 10g,女贞子 15g,淫羊藿 10g,生山楂 30g,杜仲 10g,川续断 15g。水煎服,每日 1 剂。

[加减]

(1)视物不明,模糊不清,加川芎 10g,白芷 10g,菊花 10g;

(2)纳呆腹胀,加苍术 10g,厚朴 10g;

(3)尿少水肿,加车前草 15g,旱莲草 10g,或加萆薢 15g,石韦 15g;

(4)四肢欠温,加白芍 10g,桂枝 10g;

(5)肾阳不足,性功能低下,加仙茅 10g,淫羊藿 10g;

(6)腰痛,加川续断 15g,桑寄生 25g;

(7)失眠,加白蒺藜 10g,夜交藤 15g。

【针灸治疗】

[处方]

方1:足三里、悬钟;

方2:中脘、丰隆。

[操作法]

足三里:①正坐屈膝取穴,小腿前外侧,当犊鼻下 3 寸,距胫骨前缘一横指是穴;②正坐屈膝,用手从膝盖正中往下摸取胫骨粗隆,在胫骨粗隆外下缘直下 1 寸处是穴;③正坐屈膝,以本人之手按在膝盖,食指抚于膝下胫骨,当中指尖着处是穴。直刺 1~1.2 寸;艾条灸 5~15 分钟。

悬钟:正坐或侧卧取穴,在小腿外侧,外踝尖上 3 寸,腓骨前缘是穴。从外向内直刺 0.5~1 寸。

中脘:仰卧取穴,①在上腹部,前正中线上,当脐中上 4 寸是穴;②于(胸)岐骨与脐中连线的中点处是穴。直刺 1~1.2 寸,亦可沿皮向下,向两旁斜刺 2~3 寸。

丰隆:正坐屈膝取穴,①在小腿前外侧,当外踝尖上 8 寸,条口外,距胫骨前缘二横指;②于外膝眼(犊鼻)与外踝尖连线之中点同高,距离胫骨前嵴约两横指处是穴。直刺 1~1.5 寸。

［方解］

足三里—悬钟:足三里为胃经腧穴、合穴、下合穴,有健脾和胃,化积导滞,理气消胀,行气止痛,利水消肿,化痰止咳,降气平喘,调和气血,和胃安眠,强壮健身之功;悬钟为胆经腧穴、髓之会穴,有泄胆火,清髓热,通经络、祛风湿,充髓强身之效。足三里有培补后天之功,悬钟有培补先天之力。二穴伍用,胆胃两清,先天与后天俱补,清上安下,移盈补亏,降低血压之功益彰。

中脘—丰隆:中脘为任脉腧穴,位于上腹,内与胃相应,有调升降、理三焦、促健运、化湿滞、止疼痛之功;丰隆为足阳明胃经腧穴、络穴,有和胃气、降浊逆、化痰湿、清神志、安心神之效。中脘为病所取穴,以健运为主;丰隆为循经配穴,以清降为要。二穴伍用,相互促进,相互为用,疏通经络,燥湿化痰之力增强。

附:中药治疗高脂血症有良好疗效,常用的药物有:

(1)山楂:对降胆固醇、三酰甘油、β-脂蛋白均有良效。每服30g,当茶饮。

(2)何首乌:有降胆固醇作用,但停药后有反弹现象,故血脂下降后仍宜持续服用。每服30g,当茶饮。

(3)生大黄:大黄既能促进胆固醇的排泄,又能减少胆固醇的吸收,故有降血脂的作用。研为细末,每服1~3g,日服2~3次。

(4)决明子:有降胆固醇作用,对降三酰甘油亦有一定效果。每服15~30g,当茶饮。

(5)五灵脂:对高三酰甘油血症疗效最佳,对降胆固醇、β-脂蛋白亦有良效。每服15~30g,当茶饮。

(6)三七参:有降血脂作用,对降胆固醇效果亦明显。研为细末,每服1~3g,白开水送下。

第三节　　糖尿病高血压

糖尿病与高血压关系十分密切,大量研究资料表明,糖尿病患者的血压明显高于非糖尿病患者,比非糖尿病患者的人群高54%。它对人体的危害,随着病程的推移、病情的发展逐渐显露出来,逐渐从无症状演变成脑动脉硬化、一过性脑缺血、脑血栓形成、脑出血诸并发症。由此可知,防治高血压刻不容缓,千万不可疏忽大意。

【临床表现】

1.早期多无明显症状,有时可有头痛、头晕、眼花、耳鸣、失眠等。随着病情的进展,血压持久升高,可出现心、脑、肾等重要器官受损的表现。

2.临床常见两种类型,一种是收缩压和舒张压均升高,另一种是仅有收缩压≥18.7kPa,舒张压<12kPa,恶性高血压很少见;有的表现为卧位高血压伴直立性低血压。

3.诊断标准

(1)正常血压:收缩压<18.7kPa,舒张压<12kPa。

(2)高血压:收缩压>18.7kPa 和(或)舒张压>12kPa。

1级高血压(轻度):收缩压 18.7~21.2kPa,舒张压 12~13.2kPa。

2级高血压(中度):收缩压 21.3~23.8kPa,舒张压 13.3~14.5kPa。

3级高血压(重度):收缩压≥24.1kPa,舒张压≥14.7kPa。

单纯收缩期高血压:收缩压≥18.7kPa,舒张压<12kPa。

(3)临界高血压:收缩压 18.7~19.8kPa,舒张压 12~12.5kPa。

(4)临界收缩期高血压:收缩压为 18.7~19.8kPa,舒张压<12kPa。

注:此标准系 1999 年国际高血压学会所定。

【辨证施治】

辨证的要点是:①知标知本,病无遁形:肝为刚脏,体阴用阳。肝阴肝血为本;肝气、肝火、肝风为标,把握标本,庶病无遁形;②盛盛虚虚,冰炭异途:肝胆火炽,乃有余实证,可苦寒折逆,肝风上冒,下虚上实,清上安下,病之虚实不同,治法亦迥然有异;③定标本虚实,勿忘兼夹诸证:肝风上冒,恙由肝体不足而来,须细察详审,是否兼夹痰浊、瘀血。夹痰者,须参清化痰浊,夹瘀者,应予通络散瘀。

1.肝阳上亢型

[主症]头晕头痛,口苦咽干,渴而多饮,心烦急躁,舌质红、苔黄,脉弦数。

[治则]平肝潜阳。

[处方]天麻钩藤饮化裁。

生龙骨、生牡蛎各 30g,生石决明 15g,天麻 10g,钩藤 15g,黄芩 10g,栀子 10g,牛膝 10g,杜仲 10g,续断 15g,桑寄生 25g。水煎服,每日 1 剂。

［加减］

（1）失眠，加炒枣仁 30g，夜交藤 15g；

（2）心悸，加仙鹤草 25g，地锦草 10g；

（3）大便硬结，排便困难，加瓜蒌 30g，玄明粉 10g；

（4）精神昏聩，面红颧赤，大便秘结，小便黄少，加槐花 10g，黄芩 10g。

2. 阴亏阳亢型

［主症］头晕目眩，耳鸣频响，夜寐早醒，腰膝酸软，口干便难，舌红光少苔，或有剥裂，脉弦。

［治则］滋阴降火，平肝降压。

［处方］杞菊地黄汤加味。

枸杞子 10g，菊花 10g，茺蔚子 10g，夏枯草 10g，牡丹皮 10g，山药 10g，泽泻 10g，生地黄、熟地黄各 10g，山茱萸 10g，茯苓 10g，怀牛膝 10g。水煎服，每日 1 剂。

［加减］

（1）血压忽高忽低，头重脚轻，加茺蔚子 10g，夏枯草 10g；

（2）心悸不安，夜寐不安，加生龙骨、生牡蛎各 30g，打碎先煎；

（3）头响、耳鸣，加磁朱丸 10g，或加灵磁石 30g。

3. 痰湿内蕴型

［主症］疲乏无力，口干不欲饮，头闷头晕，胃纳欠佳，舌淡红、苔白腻，脉弦滑。

［治则］化痰除湿。

［处方］半夏天麻白术汤化裁。

姜半夏 10g，白术 10g，天麻 10g，陈皮 10g，茯苓 15g，天南星 10g，甘草 6g。水煎服，每日 1 剂。

［加减］

（1）气机不畅，胸闷不舒，加杏仁、薤白、枳壳、桔梗各 6~10g；

（2）口黏腻不爽，加佩兰 10g，藿香 10g；

（3）痰湿蕴久化热，以致心烦，舌红，苔黄腻，脉弦数，加姜竹茹 10g，黄芩 10g。

4. 脾肾两虚型

［主症］头晕头重，心悸气短，四肢欠温，纳呆便溏，腰酸膝软，夜尿频多，神疲乏力，舌质淡暗、苔薄白或腻，脉沉弦。

[治则]健脾补肾,升清降浊。

[处方]脾肾两助汤化裁。

生黄芪 30g,怀山药 15g,焦白术 10g,陈皮 10g,茯苓 15g,党参 10g,杜仲 10g,川续断 15g,桑寄生 25g,生甘草 6g。水煎服,每日 1 剂。

[加减]

(1)头晕头痛,加何首乌 10g,白蒺藜 10g;

(2)兼有瘀血指征者,加紫丹参 30g,粉葛根 15g;

(3)阳虚明显者,加仙茅 15g,淫羊藿 15g。

5. 瘀阻脑络型

[主症]头胀头昏,头痛如刺,口干不欲饮,口唇紫暗,面色不华,舌淡暗、苔白,舌下静脉怒张,脉细涩。

[治则]活血化瘀。

[处方]降糖活血方。

广木香 10g,全当归 10g,益母草 25g,赤芍 10g,川芎 10g,生黄芪 30g,生地黄 30g,炒苍术 15g,玄参 30g,丹参 30g,葛根 15g。水煎服,每日 1 剂。

[加减]

(1)胸闷胸痹,加瓜蒌 15g,薤白 10g;

(2)肝郁气滞,加郁金 10g,香附 10g;

(3)心悸、脉迟,加麦冬 15g,五味子 10g,党参 10g。

【针灸治疗】

1. 肝阳上亢

[处方]

风池、合谷、太冲(双)。

[操作法]

风池:正坐或俯伏取穴,在颈部,当枕骨之下,与风府相平,胸锁乳突肌与斜方肌上端之间的凹陷处是穴。针尖向咽喉方向刺 1~1.2 寸。针刺用平补平泻手法,针感向侧头、肩背部放散为佳。

合谷:取穴方法有 4 种:①拇、食指张开,以另一手的拇指关节横放在虎口上,当拇指尖到达之处是穴;②拇、示两指并拢,在肌肉的最高处取穴;③拇、示两指张开,当虎口之第1、2掌骨结合部连线的中点是穴;④在手背,第1、2掌骨间,当第2掌骨桡侧的中点处是穴。直刺0.5~1.2寸。针刺用泻法。

太冲:正坐垂足取穴,①于足背第1、2跖骨之间,跖骨底结合部前方凹陷处,当蹰长伸肌腱外缘处是穴;②在足背侧,当第1跖骨间隙的后方凹陷处是穴。直刺0.5~1寸。针刺用泻法。

[方解]

风池为足少阳胆经腧穴,位居脑后,为风邪汇集入脑的要冲,有调和气血,通经活络,祛风邪、清头目之效。

合谷—太冲:二穴伍用,出自《席弘赋》:"手连肩脊痛难忍,合谷针时要太冲。"《杂病穴法歌》:"鼻塞鼻痔及鼻渊,合谷、太冲(俱泻)随手取。"又说:"手指连肩相引痛,合谷、太冲能救苦。"

合谷、太冲伍用,名曰"四关穴"。其伍用之理为:合谷为原穴,太冲亦是原穴,从解剖结构而言,合谷位于两掌骨之间,而太冲亦位于两跖骨之间,是二者相类之处也。再以性质言,合谷属阳主气;太冲属阴主血,又是二者同中之异也。然,二者之同,正所以成其虎口冲要之名;二穴之异,亦正所以竟其斩关破巢之力。观其开关节以搜风理痹,行气血以通经行瘀是也。

2. 阴虚阳亢

[处方]

(1)太溪、太冲;

(2)百会、涌泉;

(3)行间、涌泉;

(4)百会、内关、丰隆。

[操作法]

太溪:正坐或仰卧取穴,①在足内侧,内踝后方,当内踝尖与跟腱之间的凹陷处是穴;②于内踝后缘与跟腱前缘的中间,与内踝尖平齐处是穴。直刺0.3~0.5寸。

太冲:直刺0.5~1寸。

百会:正坐取穴,于前、后发际连线中点向前1寸处是穴,或于前发际正中直上5寸,或两耳尖连线的中点处是穴。沿皮刺0.5~1寸,也可用三棱针点刺放血。

涌泉:仰卧,五趾跖屈取穴,①于足跖心前部正中凹陷处是穴,约当足底(足趾除外)的前、中 1/3 的交点,当第 2、3 跖趾关节稍后处是穴;②卷足时足前部凹陷处,约当足底第 2、3 趾趾缝纹头端与足跟连线的前、中 1/3 交点上是穴。直刺0.5~1 寸;灸 5~10 分钟。

行间:正坐垂足取穴,于足背第 1、2 趾间,趾蹼缘的后方赤白肉际处是穴。直刺 0.3~0.5 寸,针灸用泻法。

内关:伸臂仰掌取穴,前臂掌侧,当尺泽与大陵的连线上,腕横纹上 2 寸,掌长肌腱与桡侧腕屈肌腱之间是穴。直刺 0.5~1 寸。

丰隆:直刺 1~1.5 寸。

［方解］

太溪—太冲:太溪为足少阴肾经,属肾、络膀胱。肾为水脏,主藏精,为先天之本。太溪为肾经"原"穴,有滋肾阴、退虚热、壮元阳、强腰膝之功。太冲为足厥阴肝经,属肝、络肾。肝为风木之脏,肝藏血,有贮藏、调节血液的功能,故肝有血海之称。太冲为肝经"原"穴,有疏肝理气,活血通络,平肝熄风,清热利湿之效。太溪突出一个"补"字;太冲侧重一个"泻"字。二穴伍用,一补一泻,相互制约,相互为用,相互依赖,相互促进,滋肾平肝,移盈补亏,清上安下,潜降血压之功益彰。

百会—涌泉:百会为督脉经穴、督脉与手足三阳经之交会穴,内为元神之府所居,有清热开窍,健脑宁神,平肝熄风,回阳固脱,升阳举陷之功;涌泉为足少阴肾经腧穴,乃本经脉气所出,为井木穴,有清肾热、降阴火,醒脑开窍,镇静安神,潜阳降压之效。百会以升为主;涌泉以降为要。二穴伍用,一升一降,升降协和,滋肾平肝,潜阳降压之功益彰。

行间—涌泉:行间为足厥阴肝经腧穴,乃本经脉气所溜,为荥火穴,又是肝经子穴(肝属木,木能生火,火乃木之子),有疏肝泻火,清热凉血,镇肝熄风,通经活络,理气止痛之功;涌泉为足少阴肾经腧穴,乃本经脉气所出,为井木穴,有通关开窍,苏厥回逆,镇静安神,清热降火,平肝熄风之效。行间以清上为主;涌泉以滋下为要。二穴伍用,一肝一肾,一清一滋,水木相生,滋肾养肝,清热止渴,平肝降压之功益彰。

内关—丰隆:内关为心包经腧穴、络穴,别走少阳三焦,又是八脉交会穴之一,与阴维脉相通,有清泻包络,疏利三焦,宽胸理气,和胃降逆,镇静止痛,宁心安神之效;丰隆为足阳明胃经腧穴、络穴,别走足太阴,能沟通脾胃两经,脾为生痰之源,故有清降痰浊之功,为治痰之要穴。二穴伍用,调升降、理气机、和脾胃、化痰湿、降血压之功益彰。

【调养】

高血压的发病机制目前还不十分清楚。但与精神因素,摄入钠盐过多、过于肥胖有密切关系。因此,保持心情舒畅,控制食盐的摄入,减轻体重是十分必要的。

1. 保持良好的心态

糖尿病患者保持良好的、健康的心理状态甚为重要,尽量减少精神压力,避免抑郁、焦虑、烦躁不安,不可过喜、过悲。

2. 合理膳食

(1)限制食盐摄入,减少烹调用盐,每天食盐量为 4~6g(约 1 小匙),注意:所用的酱油、咸菜应包括在内,3mL 酱油含 1g 盐,1 块 4cm 见方的腐乳含盐 5g,一小碟咸菜含盐 4g 等都应包括在内。

(2)减少膳食脂肪,补充适量蛋白质,多吃蔬菜、水果,摄入足量钾、镁、钙。

(3)戒烟限酒。吸烟有害健康为世人所公认,糖尿病患者吸烟更为有害,因为烟草中的尼古丁可促使血管痉挛、动脉内膜损害而加速糖尿病足的发展,所以,一旦出现糖尿病足的征兆,应立即戒烟。

有人认为,少量饮用低度酒对健康有益。从医学观点看,它对血液循环毫无裨益,且对高血压患者十分有害,因为酒可增高血脂水平及动脉硬化,使脑血管弹性减弱,这就奠定了脑卒中的病理基础,糖尿病患者更是如此。

3. 减轻体重(减肥)

体重增加与高血压密切相关,高血压患者降低体重对改善胰岛素抵抗、高脂血症和左心室肥厚均有益处。可通过降低每日热能及食盐摄入、加强体育活动等方法减轻体重。

4. 适当运动

运动不仅可使收缩压和舒张压下降,且对减轻体重、增强体力、降低胰岛素抵抗有利。可根据年龄及身体状况选择慢跑、快步行走、打太极拳等不同方式实施。运动频度,每周 3~5 次,每次持续 30~60 分钟。

5. 有直立性低血压者

平卧时宜睡高枕,以 20~25 厘米为宜。

第四节　糖尿病一过性脑缺血

糖尿病一过性脑缺血又叫脑血管一过性供血不足。以突然头昏眩晕,眼前发黑,感觉异常,肢体麻木,平衡失调为特征。属于中医消渴并发"眩晕、头痛"等范畴。

【临床表现】

1. 突然出现头晕、头痛、恶心、呕吐、烦躁等脑供血障碍的症状和体征,15分钟达到高峰,一般在24小时内可自行恢复,无后遗症。临床根据部位不同,发作时症状也有差异。

2. 颈内动脉系统症状

(1)单眼突然黑矇或呈楔形视力丧失或白色闪烁光点,持续数分钟视力即可恢复正常。

(2)对侧肢体轻度单瘫或轻度偏瘫,或对侧肢体感觉异常,如针刺样痛、麻木感等,有时出现面部、口唇、手指、足等部位症状。

(3)如大脑半球受累较重,可出现短暂性失语,丧失计算和记忆能力。

3. 椎-基底动脉供血不足可出现错综复杂的临床症状,如眩晕、恶心、呕吐、耳鸣、复视,或吞咽困难、构音障碍、颌面肌无力,共济失调等症状,也可四肢无力、突然昏倒、意识瞬间丧失等。

【辨证施治】

[主症]突然出现一过性头晕目眩,恶心、呕吐,口角流涎,舌僵语涩,半身麻木、沉重,转侧不利,或手足挛急等症。轻则短时间好转、恢复;重则15分钟内达到高峰,一般在24小时内自行恢复,不留后遗症。舌苔薄白,舌质淡暗,舌下脉络淤滞怒张。

[治则]活血通脉,软化血管。

[处方]降糖对药,活血方化裁。

生黄芪30g,生地黄30g;丹参30g,葛根15g,当归10g,川芎10g,赤芍10g,广木香10g,益母草25g,荷叶1张。水煎服,每日1剂。

［加减］

（1）眩晕，加天麻 10g，钩藤 15g；

（2）呕吐，加姜半夏 10g，姜竹茹 10g；

（3）湿重苔白腻，加藿香 10g，佩兰 10g；

（4）两膝酸软无力，加千年健 15g，金毛狗脊 15g；

（5）肢体麻木，加豨莶草 30g，鸡血藤 30g；

（6）血压偏高，加茺蔚子 10g，夏枯草 10g，或加黄芩 10g，槐花 10g，桑寄生 25g。

【调养】

1. 适应气候变化

中医学有"天人相应"理论，认为人体的多种疾病直接受气候因素的影响，急性脑血管病一年四季均可发生，但在季节交替、气候突变、异常寒冷等气候因素的影响下，更容易发病。早春之际、秋冬之交是急性脑血管病多发季节。所以，糖尿病患者此时应十分注意起居，饮食调养，保证睡眠充足，情绪平稳，精神愉快。尽量避免单独居住。若发生病情变化，应及时就医。

2. 卧床休息

若一过性脑缺血出现时，除及时就医外，还应注意休息，也不要过于紧张，顾虑重重，因为糖尿病合并一过性脑缺血容易反复发作，需要 2～4 周的休养、治疗时间，切勿粗心大意。

3. 严禁烟酒嗜好

糖尿病合并一过性脑缺血时，一定要完全戒除烟酒，否则不利于病情恢复。

4. 预防感染

糖尿病合并一过性脑缺血者一般比较虚弱，外邪易于侵袭，要注意卫生，防止感冒、肺部感染、胃肠道炎症、泌尿系统感染等。

第五节　糖尿病脑血栓

糖尿病脑血栓是糖尿病所引起的脑血管病变的一种。以眩晕、口眼㖞斜、半身不遂为主要表现。属中医"眩晕""中风""半身不遂"的范畴。《内经·通评虚实

论》云："消瘅仆击,偏枯……肥贵人则膏粱之疾也。"明·戴元礼《证治要诀》中说:
"三消久之,精血既亏,或目无所见,或手足偏废如风疾。"

【临床表现】

1. 发病年龄与病情

多在 50 岁以后发病,男性居多,多于休息、静止状态或睡眠时发生。开始通常
不出现意识障碍,仅有颜面苍白,脉搏较快,一侧肢体活动障碍。临床依据其神志
状态和病情程度及进展情况可以分为以下 4 种类型:

(1)短暂发作型:多为脑血管痉挛所致,其临床表现可持续数分钟或 1~2 小
时,最长不超过 24 小时,症状完全消失后可恢复正常。

(2)腔隙性脑梗死:病灶位于脑深部的微小动脉,起病缓慢,逐渐加重,表现为
注意力不集中、记忆力下降等,也可出现偏瘫、面瘫、舌瘫和失语等。

(3)进展损害型:病情呈进行性发展,糖尿病症状和脑血栓症状均较为严重,
形成典型的脑血栓偏瘫症状,较易出现糖尿病酮症或高渗状态。

(4)完全昏迷型:可在前几种类型反复发作或糖尿病恶化的情况下突然发病
进入昏迷状态,有的合并糖尿病高渗性昏迷。

2. 临床一般表现

(1)颈内动脉系统:以偏瘫为主要症状。

①颈内动脉闭塞:患侧视力障碍,眼动脉闭塞则失明,视束、视放射受累者有偏
盲;感觉减退以皮质觉为主。

②大脑前动脉闭塞:偏瘫以足和小腿为主;旁中央小叶受累则有尿失禁。

③大脑中动脉闭塞:内囊受累可出现偏瘫、偏麻、偏盲的"三偏"症状;主侧半
球有运动性失语;非主侧半球有失用、失认及体象障碍;表浅支受累时出现对侧面
部和上肢轻瘫。

(2)椎-基底动脉系统

①大脑后动脉:病变对侧同向偏盲,中心视力存在;双枕叶梗死可出现皮质盲
(视力丧失、光反应存在);累及主侧半球颞、顶叶者有失写、失读、失认等。

②脑干受累:基本症状为交叉性麻痹,即病变侧脑神经及对侧肢体瘫痪。

【辨证施治】

[主症]神情默默,表情木然,舌强语謇,半身不遂,舌质紫暗,或有瘀斑,脉弦小或细涩。

[治则]益气活血,通络散瘀。

[处方]补阳还五汤合降糖对药方。

生黄芪 50~90g,当归 10g,川芎 10g,赤芍 10g,桃仁 10g,红花 10g,地龙 10g,生地黄 30g;苍术 15g,玄参 30g;丹参 30g,葛根 30g。水煎服,每日 1 剂。

[加减]

(1)口眼㖞斜,加蜈蚣 3~5 条,白僵蚕 10g;

(2)舌僵、语言不利,加炒白术 10g,节菖蒲 10g,生蒲黄 10g(布包);

(3)头痛眩晕,加双钩藤 10g,茺蔚子 10g;

(4)下肢无力,加金毛狗脊 15~30g,千年健 10g;

(5)肢体麻木,加鸡血藤 30g,桑寄生 25g,豨莶草 30g;

(6)手、足水肿:上肢加丝瓜络 10g,片姜黄 10g,下肢加丝瓜络 10g,怀牛膝 10g。

按:经云"治病必求其本"。盖糖尿病合并半身不遂者,其本乃是糖尿病本身,其标才是半身不遂。合而论之,均为气虚血瘀、络脉闭阻之故,故以补阳还五汤治瘫,以降糖对药方治本。标本兼治,以冀全功是也。

【针灸治疗】

1.上肢不遂(瘫痪)

[处方]

肩髃、曲池、外关、合谷。

[操作法]

肩髃:常用取穴法有三种:①在肩部,三角肌上,臂外展或向前平伸,当肩峰前下方凹陷处是穴;②将上臂外展平举,肩关节部即可呈现出两个凹陷,前面一个凹窝中即为本穴;③垂肩,当锁骨肩峰端前缘直下约 2 寸,当骨缝之间,手阳明大肠经的循行线上处取穴。直刺 1~1.2 寸。

曲池:常用取穴法有两种:①屈肘成直角,当肘弯横纹尽头处是穴;②屈肘,于尺泽与肱骨外上踝连线的中点处取穴。直刺 1~1.5 寸。

外关:伸臂俯掌取穴,于腕背横纹中点直上 2 寸,尺、桡两骨之间,与内关穴相对处是穴。直刺 0.5~1 寸。

合谷:直刺 0.5~1.2 寸;灸 10~15 分钟。

以上各穴针刺均用平补平泻手法。痉挛性瘫痪宜用泻法,病程日久加用艾条灸,每穴灸 3~5 分钟。

［方解］

上肢不遂,乃风邪犯于阳明,故取手阳明大肠经的肩髃、曲池、合谷为治。阳明为多气多血之经,阳明的气血通畅,正气得以扶助,肢体功能可逐渐恢复。

2. 下肢不遂

［处方］

(1)环跳、阳陵泉、悬钟,均取患侧;

(2)健膝、足三里、三阴交。

［操作法］

环跳:常用取穴法有两种:①侧卧取穴,伸下腿,屈上腿(成 90°)以拇指关节横纹按在大转子头上,拇指指脊柱,当拇指尖止处是穴;②侧卧取穴,于大转子后方凹陷处,约当股骨大转子与骶管裂孔连线的外、中 1/3 交点处是穴。直刺 2~3 寸。令针感沿下肢放散,直奔足跟、足趾为宜。

阳陵泉:正坐屈膝垂足取穴,在小腿外侧,当腓骨小头前下方凹陷处是穴。直刺 1~1.5 寸。令针感向足趾放散为佳。

悬钟:在小腿外侧,当外踝尖上 3 寸,腓骨前缘。从外向内直刺 0.5~1 寸。

足三里:直刺 1~1.2 寸;艾条灸 5~15 分钟。

健膝:正坐或仰卧取穴,于髌骨上四横指处是穴。从上向下斜刺 1.2~1.5 寸,令针感向膝关节、小腿方向放散为宜。

三阴交:正坐或仰卧取穴,于胫骨内侧缘后方,内踝间直上 3 寸(一夫)处是穴。直刺 0.5~1 寸。令针感向足跟、足趾放散为宜。

［方解］

环跳——阳陵泉:二穴伍用,出自《长桑君天星秘诀歌》:"冷风湿痹针何处?先取环跳次阳陵。"《杂病穴法歌》:"脚连胁腋痛难当,环跳、阳陵泉内杵,冷风湿痹针环跳,阳陵、三里烧针尾(烧三五壮知痛即止)。"环跳为足少阳胆经腧穴,乃本经脉气所发,有通经活络,祛风除湿,强健腰膝,宣痹止痛之功;阳陵泉为足少阳胆经腧穴,为本经脉气所入,为合土穴,有疏泄肝胆,和解少阳,清热除湿,祛风散邪,舒筋活络,缓急止痛之效方。二穴皆属胆经腧穴,合而用之,通经接气,调和气血,驱风除湿,舒筋利节,缓急止痛之功益彰。悬钟为胆经腧穴、髓之会穴,有泄胆火、清髓热、通经络、祛寒湿,充髓壮骨之效。三穴合用,疏通下肢气血,舒筋活络,为治下肢瘫痪之效。新病取其患侧;久病则健患侧交替针灸,以资提高疗效。

健膝为经外奇穴,乃吕氏经验所得。穴居髌骨上缘正中直上 3 寸(四横指),有舒筋活络,强健膝部,增进抬腿迈步的功能。

足三里——三阴交:二穴伍用,为吕氏临证所习用,脾胃同居中焦,互为表里,胃主纳谷,脾主转输,为气血生化之源。足三里为足阳明胃经腧穴,下合穴,以升阳益胃为主;三阴交为脾经腧穴,肝、脾、肾三经之交会穴,以健脾养血为要。二穴伍用,一脾一胃,一表一里,一纳一运,阴阳相配,相互促进,健脾和胃,益气生血,通络疗痹,降低血糖、尿糖之功益彰。

3. 面瘫(中枢性面神经麻痹)

[处方]

太阳、颧髎、颊车、地仓、合谷。

[加减]

(1)上口唇㖞斜,加水沟;

(2)下口唇㖞斜,加承浆;

(3)抬眉不能,额纹消失,加抬眉。

[操作法]

太阳:仰卧或仰靠取穴,在颞部,当眉梢与目外眦之间,向后约一横指的凹陷处是穴。直刺 0.5~0.8 寸,沿颧骨弓的内侧缘向下斜刺 1.5~2.5 寸。

颧髎:仰卧或仰靠位取穴,在面部,当目外眦直下,颧骨下缘凹陷处是穴。向鼻翼下端直刺 0.5~2 寸。

地仓:仰卧或仰靠位取穴,在面部,口角外侧,上直瞳孔处是穴。向迎香方向透刺 2 寸左右。

颊车:仰卧或仰靠位取穴,在面颊部,下颌角前上方约一横指(中指),当咀嚼时咬肌隆起,按之凹陷处是穴。向地仓方向透刺 2 寸左右。

合谷:在手背,第 1、2 掌骨间,当第 2 掌骨桡侧中点处是穴。直刺 0.5~1.2 寸;

灸 10~15 分钟。

水沟:正坐仰靠或仰卧取穴,于人中沟中线的上、中 1/3 交点处是穴。从下向上斜刺 0.3~0.5 寸。

承浆:正坐仰靠取穴,当颏唇沟正中凹陷处是穴。斜刺 0.3~0.5 寸。

抬眉:为吕氏经验所得。仰卧或仰靠取穴。于额部,攒竹穴(眉梢内侧端)直上 1 寸处。向下沿皮下刺 1 寸左右。

4. 失语

[处方]

哑门、廉泉。

[操作法]

哑门:正坐低头取穴,在项部,当后发际正中直上 0.5 寸,第 1 颈椎下是穴,向喉结方向刺 1~1.2 寸,切勿向上斜刺,否则有发生针刺意外的危险。

廉泉:仰卧或仰靠取穴,在颈部,当前正中线上,喉结上方,舌骨上缘凹陷处。简便取穴法:以拇指朝下,指关节横纹放在下巴骨正中(即颏三角),当拇指尖到达的地方,就是本穴。向舌根部位直刺 1~2 寸。

【调养】

1. 卧床休息

糖尿病脑梗死早期(1 周以内)应卧床休息。每 2 小时翻身、拍背 1 次,按摩受压部位,防止肺部感染及褥疮。保持二便通畅。

2. 血液稀释疗法

糖尿病脑血栓及时改善循环、增加脑血流量,醒脑开窍甚为重要。目前常用的方法:右旋糖酐 40(低分子右旋糖酐)250~500mL,亦可加入丹参注射液 20~30mL 静脉点滴,每日 1 次,7~14 天为 1 个疗程。

也可用清开灵注射液 20~40mL,以生理盐水注射液 100mL 稀释后静脉滴注。每日 1 次,7~14 天为 1 个疗程。

3. 坚持服药

高血压、高血脂、高血糖都是动脉硬化的危险因素,为了防止脑血栓的复发,要将血压控制在 17.3~18.7/11.3~12.0kPa(130~140/85~90mmHg),胆固醇限制在

5.2mmol/L,三酰甘油 2.3mmol/L,高密度脂蛋白要高于 1.5mmol/L,低密度脂蛋白要低于 2.6mmol/L,空腹血糖低于 6.6mmol/L,餐后血糖低于 11.1mmol/L。

4. 合理饮食

合理饮食对每个人都很重要,应自幼开始养成规律的饮食习惯,避免暴饮、暴食等不良习惯。

饮食必须清淡,少吃动物脂肪或胆固醇高的食物,宜食豆类、水果、蔬菜、植物油和鱼类,提倡荤素兼备,粗、细粮搭配,少盐、定时定量。

5. 坚持体育运动,不断增强体力

糖尿病脑血栓患者应选择适合个人情况的运动项目,如散步、打太极拳、八段锦等。要持之以恒,避免激烈运动或过度疲劳。通过锻炼可改善各器官、各系统的生理功能,促进气血、阴阳的平衡。

第六节　糖尿病心脏病

糖尿病心脏病包括糖尿病冠心病、糖尿病心肌病、糖尿病心脏自主神经病变。其中冠心病发病率最高。属中医的"胸痹、心痛、心悸、怔忡"等范畴。张仲景《伤寒杂病论》云:"消渴,气上撞心,心中热痛。"《丹溪心法》载:"热气上腾,心虚受之,心火散漫,不能收敛,胸中烦热……病属上焦,谓之消渴。"

【临床表现】

糖尿病冠心病的临床表现可分为 3 种类型,即隐性冠心病、心绞痛发作、心肌梗死。其临床表现主要取决于糖尿病心肌缺血的程度和冠状动脉狭窄的程度。因糖尿病患者的心脏自主神经多被累及,所以冠心病以无痛性者较为多见,即使原有心绞痛者在患糖尿病后心绞痛也可消失,故糖尿病伴发冠心病的诊断常依靠心电图等检查。

【辨证施治】

1. 气虚血瘀型

[主症]胸闷憋气,心悸气短,隐隐作痛,遇劳则甚,舌质淡暗,苔薄白,脉细弱、

细滞。

[治则]益气活血止痛。

[处方]降糖活血方合降糖对药方。

广木香 10g,当归 10g,益母草 25g,赤芍 10g,川芎 10g,苍术 15g,玄参 30g;生黄芪 30g,生地黄 30g;丹参 30g,葛根 15g。水煎服,每日 1 剂。

[加减]

(1)气滞血瘀者,加降香 3~6g 后下,五灵脂 6~10g 布包煎;

(2)心悸、心动过速,加仙鹤草 25g,地锦草 10g,亦可加生龙骨、生牡蛎、珍珠母各 30g;

(3)失眠、多梦,加酸枣仁 15~30g,夜交藤 15g。

2. 阴虚血瘀型

[主症]心烦心悸,怔忡不安,胸闷隐痛,头昏头晕,五心烦热,口渴欲饮,舌淡、苔薄白,或舌光无苔,脉细数,或沉细。

[治则]养血活血止痛。

[处方]麦味地黄汤化裁。

五味子 10g,麦冬 15g,太子参 15g,生地黄 30g,生黄芪 30g,丹参 30g,牡丹皮 10g,檀香 6g(后下),山茱萸 10g,大熟地黄 10g,茯苓 15g,山药 15g,泽泻 10g。水煎服,每日 1 剂。

[加减]

(1)胸痛掣背,加瓜蒌 15g,薤白 10g;

(2)心悸不安,加珍珠母 30g,生龙骨、生牡蛎各 30g;

(3)肝郁气滞,加香附、郁金各 10g;

(4)肝肾阴虚,加女贞子、旱莲草各 15g;

(5)心痛久久不愈,加蜈蚣 1 条,全蝎 3g,共研细末,白开水冲服;

(6)失眠,证属心肾不交,临睡前兴奋不已,心悸不安,不能入睡,加肉桂 3~6g,川黄连 6~10g。

3. 胸阳不振型

[主症]心悸不安,胸闷不适,心痛时作,气短时见,动则尤甚,面色苍白,形寒肢冷,舌质淡、苔薄白,脉沉细无力。

　　[治则]温补心阳,益气通络。

　　[处方]加味瓜蒌半夏桂枝汤。

　　瓜蒌25g,薤白10g,桂枝10g,丹参30g,檀香10g(后下),石菖蒲10g,郁金10g,羌活10g,菊花10g,杭白芍15g,桂枝10g。水煎服,每日1剂。

　　[加减]

　　(1)心阴不足,加黄精10g,生地黄15g,或加太子参15g,麦冬15g,五味子10g;

　　(2)阴寒甚者,加制附片10g,人参10g;

　　(3)心悸、少眠,加炒枣仁30g,夜交藤15g,生龙骨、生牡蛎各30g;

　　(4)心胸闷胀者,加仙鹤草25g,分心木10g。

　　4. 痰瘀闭阻型

　　[主症]心胸憋闷、疼痛,心悸气短,遇寒则甚,脘闷纳呆,心烦失眠,肢体麻木,舌淡胖或淡暗,苔白腻,脉弦滑,时有结代。

　　[治则]益气温阳,化痰祛瘀。

　　[处方]温胆汤合生脉散化裁。

　　茯苓30g,陈皮10g,枳实10g,姜半夏10g,姜竹茹10g,五味子10g,麦冬15g,党参15g,丹参30g,三七粉3g。水煎服,每日1剂。

　　[加减]

　　(1)脘闷纳呆,加炒苍术10g,炒枳实10g,或加炒麦芽15g,炒神曲10g;

　　(2)失眠较甚,加白蒺藜10g,首乌藤15g;

　　(3)肢体麻木,加豨莶草20g,鸡血藤30g;

　　(4)血压偏高,加茺蔚子10g,夏枯草10g,或加钩藤15g,黄芩10g,桑寄生25g;

　　(5)肝肾两虚,阳事不满意者,加仙茅10g,淫羊藿10g,或加川续断15g,女贞子15g。

　　5. 心肾阳虚型

　　[主症]胸闷憋气,心悸气短,心痛掣背,喘不得卧,动则尤甚,腰膝酸软,纳呆便溏,尿少水肿,舌质淡胖,或舌紫暗,有瘀点、瘀斑,苔白滑,脉沉细。

　　[治则]温肾强心,化瘀利湿。

　　[处方]真武汤合生脉散化裁。

　　制附片10g,淡干姜10g,杭白芍20g,炒白术15g,茯苓30g,人参10g,麦冬15g,

五味子 10g。水煎服,每日 1 剂。

［加减］

(1)胸闷气短,不得卧,加葶苈子 10g,大枣五枚;

(2)夜尿频数,加枸杞子 10g,川续断 15g,或加桑螵蛸 10g,白果 10g;

(3)下肢水肿,加防己 10g,茯苓 15g,或加萆薢 15g,石韦 15g;

(4)腰痛,加川续断 15g,桑寄生 25g。

【针灸治疗】

1. 气滞血瘀型

［处方］

膻中、气海。

［操作法］

膻中:仰卧取穴,①在胸部,当前正中线上,平第 5 肋间,即胸剑结合部是穴;②男性于胸骨中线与两乳头连线之交点处是穴。斜刺 0.3～0.5 寸,亦可施以鸡爪刺(即向上、下、左、右斜刺)。施以泻法。

气海:仰卧,①在下腹部,前正中线上,当脐中下 1.5 寸是穴;②先取关元,当脐中与关元连线之中点处是穴。直刺 0.8～1.2 寸;艾条灸 5～10 分钟。针刺可加灸法。

［方解］

膻中——气海:二穴伍用,为吕氏治疗气虚血瘀之冠心病经验所得。膻中又名上气海。功专宣调胸中大气而理气散痰,宽胸利膈,通络止痛;气海又名下气海,乃一身元气之宅,功擅调补下焦气机,以益肾气、补元气、温下焦、祛寒邪、和营血、纳肾气。

2. 心脾不足型

［处方］

神门、三阴交(双)。

［操作法］

神门:仰掌取穴:①在腕部,腕掌侧横纹尺侧端,尺侧腕屈肌腱的桡侧凹陷处是穴;②于豌豆骨后缘桡侧,当掌后第 1 横纹上是穴。直刺 0.3～0.5 寸,或从内向外

(从尺侧向桡侧)刺 0.3~0.5 寸,亦可向大陵穴透刺。

三阴交:从内向外直刺 0.5~1.5 寸。

[方解]

神门——三阴交:二穴伍用,神门安神定志,清心凉营,通络止痛;三阴交补脾土、助运化,通气滞、祛风湿,调气血、疏下焦,调血室、理精宫。神门善走气分,三阴交善行血分。神门以调气为主,三阴交以养阴为要。二穴伍用,一气一血,一心一肾,共奏调气血、和阴阳,养心安神,交通心肾之功。

3.气机不和,升降失调

[处方]

内关、足三里(双)。

[操作法]

内关:直刺 0.6~1 寸。

足三里:在小腿前外侧,当犊鼻下 3 寸,距胫骨前缘一横指。直刺 1~1.2 寸;艾条灸 5~15 分钟。

[方解]

内关——足三里:二穴伍用,内关为手厥阴心包经腧穴、络穴,别走少阳三焦,又是八脉交会穴,与阴维脉相通,有清泄心包络,疏利三焦,宽胸理气,和胃降逆,行气止痛,宁心安神之功;足三里为足阳明胃经腧穴,乃本经脉气所注,为胃经合穴、下合穴,有健脾和胃,化积导滞,理气消胀,行气止痛,利水消肿,化痰止咳,降气平喘,调和气血,通经活络,和胃安眠,强壮健身之效。内关以疏调上焦气机为主;足三里以斡旋中焦气机为要。内关以清上为主;足三里以安下为要。内关以开胸止痛为主;足三里以和胃止痛为要。二穴伍用,一升一降,一上一下,清上安下,调气降压,理气止痛之功益彰。

4.心肾不交

[处方]

心俞、肾俞(双)。

[操作法]

心俞:俯伏取穴,于第 5 胸椎棘突下间神道穴旁开 1.5 寸处是穴。直刺 0.3~0.5 寸,斜向中线刺 1~1.2 寸,针刺用泻法。

肾俞:俯卧位取穴,穴当第 2 腰椎棘突下凹陷处旁开 1.5 寸是穴,直刺 0.8~1.2 寸,针刺用泻法。

[方解]

心俞——肾俞:二穴伍用,心俞为足太阳膀胱经腧穴,是心气转输、输注于背部的处所,有疏通心络,调理气血,养心安神,清心定志之功;肾俞为足太阳膀胱经腧穴,是肾气转输、输注于背部的特定部位,有滋补肾阴,强健脑髓,益水壮火,明目聪耳,促气化、利水湿、强腰脊,改善肾的功能之效。盖心属阳,位于上、主火、藏神;肾属阴,位于下,主水,藏精。心俞以清心火为主;肾俞以滋肾阴为要。二穴伍用,一清一滋,一补一泻,一升一降,相互制约,相互为用,滋阴降火,交通心肾,平衡阴阳之功益彰。

【调养】

1. 防止体重超标

糖尿病心脏病与体重超标有着密切关系,有关资料统计显示,体重超标 10% 者,冠心病发病率高达 8.33%~8.97%;低于标准体重 10% 者,冠心病发病率为 2.33%~2.92%;正常标准体重者,冠心病发病率在二者之间,即 3.06%~5.10%。北京地区冠心病心绞痛调查资料分析:肥胖者发病率达 49.2%,体瘦者发病率为 10.1%。由此可见,防止体重超标是何等重要。

(1)合理膳食:如何防止肥胖呢,最基本的是饮食营养合理化。也就是说,饮食以粗细搭配,多样化为主,七八成饱为宜,在限制一定量主食的基础上,以高维生素、高纤维素、适量蛋白质、低脂肪为原则。每天喝 1 袋脱脂牛奶,300g 主食(重体力 500g),50g 瘦肉或 1 个鸡蛋、或 100g 豆腐,或 100g 鱼虾。

血压、血脂、血液黏度维持在正常范围。降血压之药不可随意停用,维持量是必须服用的。血脂的调节,通过饮食调节即可达到正常值,有关学者倡导的良方是六个字:五、红、黄、绿、白、黑。"五"是 500g 蔬菜和水果,即蔬菜 400g,水果 100g;"红"是每天 1 个西红柿;"黄"是红黄色的蔬菜,如胡萝卜、南瓜等;"绿"是少量绿茶;"白"是燕麦粉(片);"黑"是黑木耳 5~10g。

(2)运动经常化:运动疗法是减肥的又一良方,因为适量运动对防止心脏病变十分有益,同时还能改善心、脑血管以及各器官的功能。运动锻炼的方法很多,走路是世界上最好的运动,怎样步行最好呢?三个字:三、五、七。"三"是最好每次

3km 30min 以上;"五"是每个星期最好走路 5 次;"七"是运动的适量,即运动到你的年龄加心率等于每分钟 170 次。

2. 建立良好的生活习惯

戒掉烟、酒不良嗜好,避免精神紧张,情绪激动,养成稳定的心理素质。

3. 随时掌握健康情况

要懂得自己,了解自己的健康指标,明明白白地过日子。

(1)懂得自身的糖尿病、心脏病到了什么程度,该如何调养。

(2)了解自身的血脂、血糖、血压的波动情况,该如何保持正常。

(3)定期体检,老年患者每年摄 X 线胸片 1 次,每半年查血脂 1 次,每月查心电图 1 次,每半个月查餐前(空腹)、餐后 2 小时血糖各 1 次,每 1~2 天测血压 1 次。做到心中有数,明白体内的变化情况,便于及时治疗,防止病情加重。

4. 少食多餐

并发心脏病的患者,饮食上宜少量多餐。因为饱餐之后势必胃部膨胀,可反射性地引起冠状动脉收缩,使冠状动脉血流量减少,从而诱发心绞痛及心律失常发作。

第七节　糖尿病肾病

糖尿病肾病是糖尿病主要的慢性微血管并发症之一,也是糖尿病患者主要死亡原因。早期大多表现为尿中排出微量白蛋白,继之出现蛋白尿,最后发展成慢性肾功能不全、尿毒症而死亡。

糖尿病肾病属于中医消渴病并发"微漏、水肿、腰痛、关格"等的范畴。

【临床表现】

1. Ⅰ期(肾小球高滤过期)

在 1 型糖尿病确诊时就已存在,此期特点为肾脏体积增大,肾血流量和肾小球滤过率、肌酐清除率增高。其他生化和尿微量白蛋白检查多为阴性。B 超显示肾脏体积比正常增大 30%。

2. Ⅱ期(静息期)

开始出现肾小球结构损害,即肾小球基底膜增厚和系膜膨胀,肾脏体积增大与肾血流量增多,高滤过状态依然存在。运动试验可出现微量白蛋白尿。

3. Ⅲ期(隐性期)

临床特征为持续性微量白蛋白尿,化验显示 24 小时尿白蛋白排泄量在 30 ~ 300mg。血压开始时正常,肾小球滤过率增高。后期血压逐渐升高,肾小球滤过率开始下降。

4. Ⅳ期(显性糖尿病肾病期)

(1)开始常为间歇性蛋白尿,以后呈持续性,且逐渐增多。尿中蛋白持续阳性,24 小时蛋白定量>0.5g,尿中白蛋白 24 小时排出量>300mg/24h,或尿白蛋白的排泄率>200μg/min;

(2)随病程发展而出现高血压;

(3)肾小球滤过率进行性降低,而蛋白排泄率并不减少,是本病的一个特点。

(4)开始仅清晨眼睑水肿,以后波及全身,与体位关系较大,下肢、会阴、腰背部更易出现。严重水肿多同时伴有低蛋白血症,可表现为多发性浆膜腔积液(如腹水、胸腔积液)。

5. Ⅴ期(肾功能衰竭期)

常于患糖尿病 20~30 年后发生,开始可有氮质血症,尿素氮升高;随后病情进一步加重,当肾小球滤过率降至正常值的 1/3 以下时,肌酐等也可以在体内潴留,如肾小球滤过率进一步恶化,则蛋白尿、水肿、高血压等临床症状逐渐加重,贫血、肾性骨营养不良、代谢性酸中毒、高血钾和尿毒症性脑功能障碍相继出现。

【辨证施治】

见微知著,防微杜渐。尿中白蛋白排泄(UAE)量达到 20 ~ 200μg/min,表示 UAE 已超过正常(1.5 ~ 20μg/min),已露肾病端倪,须及时治疗,一旦产生临床蛋白尿,往往治之已难。

去邪务尽。肾病始起,尚有湿热蕴阻,浊瘀潴留,最需宣化湿热,解毒去邪,疏瘀化浊,毋使气液宣平,脉络溶和,始有向愈之望。

气阴不足,势尚轻浅,阴阳两虚,势热已深沉,最需把握时机,力挽狂澜,切忌坐失良机,遗患无穷。

脉络瘀阻贯穿病的始终,活血化瘀,须贯穿在病的每个阶段。

1. 湿热蕴阻型

[主症]渴不欲饮,口黏口苦,有秽气,身重乏力,小便浑浊不清,舌质淡红、苔厚腻或黄腻,脉濡滑。

[治则]清化湿热,宣通三焦。

[处方]三仁汤化裁。

杏仁 10g,生薏苡仁 30g,白豆蔻仁 10g,半夏 10g,竹叶 10g,厚朴 10g,萆薢 30g,石韦 10g,车前草 15g,旱莲草 10g,滑石 10g。水煎服,每日 1~2 剂。

[加减]

(1)口干、口苦,加黄芩 10g,柴胡 10g;

(2)口黏腻不爽,加藿香 10g,佩兰 10g;

(3)下肢水肿,加防己 10g,云茯苓 15~30g。

2. 气阴两虚型

[主症]神疲乏力,面色不华,咽干口燥,心悸气短,腰膝酸软,腹胀便溏,肢体水肿,舌淡胖,苔薄净(少苔),脉细弱。

[治则]调益脾肾,益气养阴。

[处方]慎柔养真汤化裁。

潞党参 15g,生黄芪 30g,怀山药 15g,云茯苓 30g,猪苓 15g,白扁豆 15g,黑大豆 15g,杭白芍 15g,丹参 30g,葛根 15g。水煎服,每日 1 剂。

[加减]

(1)腰痛,加川续断 15g,桑寄生 25g;

(2)蛋白尿,重用生黄芪 50~60g,或加怀山药 30g,益母草 25g,白花蛇舌草 30g;

(3)尿血,镜检红细胞满视野者,加生荷叶、生侧柏叶、生艾叶各 10g,生地榆 15~30g;

(4)尿少水肿,加车前草 10g,旱莲草 10g,或加粉萆薢 15~30g,石韦 10g;

(5)血压高,加桑寄生 25g,夏枯草 10g;

(6)腹胀,加香附 10g,乌药 10g。

3. 阴阳两虚型

[主症]形神疲惫,倦怠懒言,口干不欲饮,面目微浮,足跗漫肿,小溲短少,或夜尿多,四肢欠温,舌淡胖、边有齿痕,苔白滑、稍腻,脉沉细无力。

[治则]调理阴阳,化气行水。

[处方]金匮肾气丸化裁。

制附片 10g,肉桂 6g,大熟地黄 10g,茯苓 30g,山茱萸 10g,怀山药 15g,牡丹皮 10g,泽泻 10g,补骨脂 10g,肉苁蓉 15g,车前子 10g(布包),泽兰叶 10g。水煎服,每日 1 剂。

[加减]

(1)尿少,加血余炭 10g,韭菜子 10g(同布包);

(2)贫血,加生黄芪 30g,当归 10g,或加仙鹤草 25g,阿胶 10g(烊化);

(3)大便稀薄,加白扁豆 15g,薏苡仁 30g;

(4)小便浑浊,泡沫多者,加芡实 10g,金樱子 10g,或加覆盆子 10g,车前子 10g。

4. 脾肾虚衰,湿瘀蕴毒型

[主症]脘闷纳呆,恶心呕吐,气短懒言,面色萎黄,神疲昏沉,尿少水肿,大便不爽,舌淡、苔白浊,脉沉濡。

[治则]补益脾肾,解毒化痰。

[处方]香砂六君子汤化裁。

广木香 10g,砂仁 10g,党参 10g,炒白术 10g,云茯苓 15g,陈皮 10g,醋制大黄 15g,黄连 10g,泽泻 10g,益母草 25g,甘草 6g。水煎服,每日 1 剂。

[加减]

(1)呕吐,加姜半夏 10g,姜竹茹 10g,或取生姜汁 3~5 滴滴入药液之中。

(2)纳呆、不欲饮食,加石菖蒲 10g,佩兰叶 10g。

【调养】

1. 饮食调理

糖尿病合并肾病是最常见的并发症,也是糖尿病致死的原因之一。由于并发肾病的早期症状不明显,一般易被患者忽视。而当出现水肿、高血压、严重蛋白尿、低蛋白血症以及肾病综合征、尿毒症时，大多已是中、晚期了，预后多为不良。

（1）限制脂肪摄入：当肾病出现时，应限制脂肪的摄入量，因为脂肪可加剧动脉硬化，肾病本身就是肾脏动脉硬化的表现。烹调时可选用植物油代替动物脂肪，每日植物油摄入量应控制在 60~70g 以下。

（2）限盐：肾病出现水肿、高血压时，应当限制食盐用量，一般每日摄入量以 2~4g 为宜。

（3）限吃高嘌呤食物：研究表明，大量的嘌呤在机体中代谢会加重肾脏的负担。如花生、各种肉汤、鱼汤、沙丁鱼、动物内脏都含有大量的嘌呤，应当严格忌食。瘦肉中也含有嘌呤，在食用时可先将肉在水中煮一下，弃汤食用。

（4）限蛋白质摄入：糖尿病合并肾病时，减少蛋白质食物的摄入，可以减少肾脏负担，延缓肾病发展。限制蛋白摄入，并非禁止蛋白摄入，因为蛋白质毕竟是人体必需的营养物质。适量进食优质蛋白是最佳的选择。一方面进食量不大，不会增加肾脏负担，另一方面优质蛋白又可满足人体蛋白需要。优质蛋白包括鱼、瘦肉、鸡蛋等。肾功能不全时应忌吃蛋白。

（5）控制血脂：血脂是影响糖尿病肾病的因素之一。为了更好地防治糖尿病肾病，需要控制血脂，不管是三酰甘油，还是胆固醇，都应控制在正常范围。

2. 监控血压

1 型糖尿病大部分高血压都继发于糖尿病合并肾病，而 2 型糖尿病有许多是与高血压并存。但不管哪种情况，高血压都能明显使糖尿病合并肾病进一步恶化。因此，控制血压是非常重要的。尤其是 1 型糖尿病患者，如果在肾病早期控制血压，有可能将晚期肾功能衰竭的发展延缓 10~20 年以上。

3. 适当休息和运动

休息和运动是一对矛盾的统一体。运动可以增强患者体质，使机体功能增强。休息时人体处于低水平代谢状态，能使疲劳得以尽快恢复。二者有机配合，一动一静，对糖尿病肾病康复颇有益处。至于如何掌握尺度，应根据病情和自身感觉而定，尤其是运动量的大小、时间的长短，应以不感到疲劳为度。否则，会引起酮症酸中毒，从而加重病情。

第八节　糖尿病眼病

糖尿病眼部并发症包括视网膜病变、白内障、视神经病变、眼肌麻痹、青光眼、结膜微血管瘤、虹膜病变等。其中视网膜病变最多见,也是致盲的主要原因,故重点介绍之。

糖尿病视网膜病变是糖尿病的眼部慢性并发症,与糖尿病性肾病一样,都是糖尿病引起的微循环障碍。其发病机制尚不很明了,治疗效果较差,已成为发达国家中成人致盲的最常见原因。由于医学的进步,胰岛素的发现,使糖尿病的急性并发症显著减少。随着糖尿病病死率的降低,糖尿病患者寿命的延长,糖尿病的慢性并发症则有逐渐增加的趋势。中医眼科的检查诊断手段虽然不如西医眼科细致精确,但治疗上有它独到之处,所采用的药物(多为天然植物)毒性作用小。只有通过中西医结合、内科与眼科结合、整体与局部结合、宏观与微观结合,才是攻克本病的最佳途径。

中医眼科学中没有糖尿病性视网膜病变这一病名,但从中医有关"消渴"的文献中,可看到消渴久病可致盲的记载。如金·刘完素在《三消论》中称"消渴者多变聋盲"。明·戴元礼也指出:"三消既久,精血既亏,或目无所见,或手足偏废。"说明三消久病能致盲。但未说明并发什么眼病而致盲,也未说明糖尿病性眼病如何形成。只是一般提出后果及某些治法,如刘完素提到"宣明黄芪汤主之"。历代中医眼科学所列症候中,接近糖尿病性视网膜病变的症名,大体有"云雾移睛"、视瞻昏渺、暴盲、眼血症等,但无专病证治记载,大体上只能体会古人在治疗糖尿病眼病时都从治疗糖尿病入手,即眼病为标,消渴为本,大多从本论治。当然,急则治标,缓则治本,需分先后缓急或标本兼治。

【临床表现】

1. 视力改变

早期视力正常,病变累及黄斑区则对视力影响较大,而后逐渐加重,如继发新生血管性青光眼或视网膜脱离,常可使视力完全丧失。

2. 眼底镜检查

糖尿病视网膜病变的各种眼底改变均可通过眼底镜检查发现。如视网膜微血

管病变,微血管瘤,视网膜动脉或静脉改变,视网膜脱离,黄斑病变,视盘(视乳头)
水肿等。

3.糖尿病视网膜病变的分期标准

(1)单纯型

Ⅰ期:视网膜有微动脉瘤或有小出血点。

Ⅱ期:视网膜有黄白"硬性"渗出或有出血斑。

Ⅲ期:视网膜有白色"软性"渗出或有出血斑。

(2)增殖型

Ⅳ期:视网膜有新生血管或玻璃体出血。

Ⅴ期:视网膜有新生血管或纤维增殖。

Ⅵ期:视网膜有新生血管或纤维增殖并发视网膜脱离。

【辨证施治】

糖尿病视网膜病变的论治,古代无详细记载。近代中医眼科都从辨三消论治,
或从全身症状分型施治。

全国中医糖尿病协作组眼科分组(1995年)总结祝谌予教授的经验,认为糖尿
病性视网膜病变的辨证多为气阴两伤,脾肾俱亏,瘀血阻络,痰湿积聚,以及瘀痰搏
结。治法大要宜益气养阴,培补脾肾,活血化瘀,祛痰化湿,软坚散结。具体分为
五型:

1.阴虚燥热型

[主症]视物不明,视力下降,烦渴多饮,消谷善饥,形体消瘦,尿赤便干,舌红
苔黄,脉弦数。

[治则]滋阴清热,泻火明目。

[处方]加味一贯煎。

沙参15g,麦冬10~15g,枸杞子10g,川楝子10g,当归10g,生地黄30g;黄芩
10g,黄连10g;丹参30g,葛根15g;桑叶10g,菊花10g。水煎服,每日1剂。

[加减]

(1)胃火炽盛,加知母10g,生石膏30g;

(2)小便黄赤,加竹叶10g,生石膏30g,或加益元散10g(布包);

（3）大便干结,加瓜蒌 30g,玄明粉 10g;

（4）心烦不眠,加生枣仁 10~30g,生栀子 10g;

（5）头昏头痛,加何首乌 10g,白蒺藜 10g。

2. 气阴两虚型

［主症］视物昏花,目睛胀痛,或视野中有黑影,神疲乏力,头昏耳鸣,腰膝酸软,肢体麻木,舌淡暗,脉细弱。

［治则］益气养阴,活血化瘀。

［处方］降糖对药方化裁。

生黄芪 30~50g,生地黄 30g;炒苍术 15g,玄参 30g;丹参 30g,葛根 15g;谷精草 10g,密蒙花 10g。水煎服,每日 1 剂。

［加减］

（1）视物模糊不清,视力下降者,加川芎 10g,白芷 10g,菊花 10g,或加青葙子 10g,谷精草 10g;

（2）头昏耳鸣,加白薇 10g,党参 10g,灵磁石 30g(打碎先煎);

（3）肢体麻木,加豨莶草 15~30g,千年健 15g。

3. 脾肾两虚型

［主症］两眼昏暗,甚则失明,面色萎黄,口干咽燥,腰膝酸软,倦怠无力,形寒肢冷,面肢水肿,舌淡、边有齿痕,苔白或腻,脉沉细无力,右关尤甚。

［治则］温阳益阴,健脾益肾。

［处方］金匮肾气丸化裁。

制附片 6~10g,肉桂 6g,生地黄 15~30g,熟地黄 10g,山茱萸 15g,怀山药 15g,茯苓 15g,牡丹皮 10g,泽泻 10g;炒苍术 15g,玄参 30g;丹参 30g,葛根 25g;菊花 10g,木贼草 15g。水煎服,每日 1 剂。

［加减］

（1）脾虚甚者,加生薏苡仁 30g,白扁豆 15g;

（2）肾阴虚者,加女贞子 15g,旱莲草 10g,枸杞子 10g;

（3）心下(胃脘)痞满,加炒白术 10g,炒枳实 10g;

（4）饮食乏味,无食欲者,加生鸡内金 10g,生谷芽、生麦芽各 10~15g,节菖蒲 10g;

(5)大便稀薄、不成形者,加肉豆蔻 10g,补骨脂 10g,或加芡实米 10g,建莲肉 10g。

4. 痰湿瘀阻型

[主症]胸脘胀闷,食欲不佳,食后腹胀,心烦气急,泛呕欲吐,夜寐不安,甚或失眠,肢体麻木,舌淡胖或淡暗,苔白腻,脉弦滑。

[治则]和胃健脾,化痰散瘀。

[处方]温胆汤加味。

姜半夏、姜竹茹各 10g,炒白术 10g,炒枳实 10g,云茯苓 15~30g,陈皮 10g;丹参 30g,葛根 15g;谷精草 10g,密蒙花 10g。水煎服,每日 1 剂。

[加减]

(1)胸脘胀闷,加枳壳、薤白、桔梗、杏仁各 6~10g;

(2)头昏、失眠,加白蒺藜 10g,夜交藤 15g;

(3)肢体麻木,加豨莶草 15~30g,鸡血藤 30g;

(4)大便干燥,加生白芍 30g,当归 15g,决明子 30g;

(5)眼底出血,加大蓟、小蓟各 15g,茜草根 10g,槐花 10g,三七粉 3g(分 2~3 次冲服)。

5. 瘀血阻络型

[主症]两目昏花,视物变形,唇面色黯,皮肤干燥,舌质紫暗,或有瘀点、瘀斑,舌下脉络紫黑,脉细滞、沉涩。

[治则]活血化瘀,散结明目。

[处方]补阳还五汤化裁。

生黄芪 30~50g,生地黄 30g,当归 10g,川芎 10g,赤芍 10g,地龙 10g,桃仁 10g,红花 10g,茺蔚子 10g,夏枯草 10g,槐花 10g。水煎服,每日 1 剂。

[加减]

(1)视物模糊不清,视力下降,加白芷 10g,菊花 10g,青葙子 10g,谷精草 10g;

(2)眼底出血,视物发红,甚或失明,加大蓟、小蓟各 10g,槐花 10g,茜草根 10g,或加云南白药,每服 1/8 瓶,日服 2 次;

(3)血瘀化热,加牡丹皮 10g,丹参 30g;

(4)大便干燥,加当归身 15g,生白芍 30g。

【针灸治疗】

1. 肝胆火旺型

［处方］

睛明、行间。

［操作法］

睛明:正坐或仰卧、闭目取穴:①在面部,目内眦角稍上方凹陷处是穴;②于目内眦向内 0.1 寸,再向上 0.1 寸处,近眶骨内缘处是穴。针尖靠近眼眶边缘直刺0.3~0.6 寸,不提插、不捻转,出针时以棉球压迫针孔片刻,防止刺破血管而引起出血。

行间:直刺 0.3~0.5 寸,针刺用泻法。

［方解］

睛明—行间:肝为风木之脏,体阴而用阳,肝藏血,开窍于目,目受血而能视。睛明者,亦是肝之精血所奉,故双目犹如日月明亮。本穴具有疏风散邪,清热泻火,清肝明目,消肿止痛之功;行间为肝经荥穴,按"荥主身热"之理,它有清热泻火,凉血明目,平肝熄风,理气止痛之力。又据"实则泻其子"的原理,本穴可治肝经实热之证。睛明以清上为主;行间以泻下为要。二穴伍用,一上一下,上下呼应,清热泻火,凉肝明目,消肿止痛之功益彰。

2. 阴虚火旺型

［处方］

风池、水泉(双)。

［操作法］

风池:直刺 0.5~1 寸,令针感沿侧头部、眼区放散为佳。

水泉:正坐或仰卧取穴,在足内侧,内踝后下方,当太溪直下 1 寸,跟骨结节的内侧凹陷处是穴。直刺 0.3~0.4 寸,针刺用补法。

［方解］

风池—水泉:风池为足少阳胆经腧穴,有祛风解表,疏风清热,通络行血,平肝明目,镇静止痛之功;水泉为足少阴肾经腧穴,有疏调气机,利水消肿,滋阴清热,调和经血之效。风池以散邪为主;水泉以扶正为要。二穴伍用,一补一泻,补不滞邪,散不伤正,相互制约,相互为用,疏风清热,滋水涵木,益肾明目之功益彰。

3. 升降失调型

［处方］

合谷、光明(双)。

［操作法］

合谷:直刺0.5~1寸,施以同步行针法。

光明:正坐或侧卧取穴,于小腿外侧,当外踝尖上5寸,腓骨前缘处是穴。从外向内直刺0.5~1寸,施以同步行针法。

［方解］

合谷——光明:合谷为手阳明大肠经气所过,为本经原穴,有通经活络,疏风解表,清泄肺气,通降肠胃,镇静止痛之功;光明为足少阳胆经脉气所注,为本经络穴,别走足厥阴肝经。按照络穴的特性,有调和肝胆两经,清泻肝胆之火,祛风明目,通络止痛之力。合谷以宣清导浊为主;光明以升清泻火为要。二穴伍用,一升一降,升降和化,清热泻火,祛风明目之力益彰。

【调养】

糖尿病若已确诊为眼病者,应做以下几方面调理。

1. 保持心态平衡,心情开朗,避免人悲大喜。

2. 注意劳逸结合,避免用眼过度。

3. 洗澡用水不宜过热,保持大便通畅,切勿干燥。

4. 定期检查,及时治疗,防止病变进展过快。

第九节　糖尿病肠病

糖尿病肠病又叫糖尿病腹泻,是糖尿病并发自主神经病变导致的肠功能紊乱,表现为间歇性、顽固性腹泻,以及吸收不良综合征,多见于糖尿病晚期,而以老年人患者为最多。

糖尿病初期多为阴虚燥热,或气阴两伤。由于燥热伤津,或津液匮乏,肠枯失润,多见大便秘结。若病情发展,阴损及阳,脾肾阳虚,寒湿内生,下注大肠,遂有开阖失司,泄泻不止。也可因过用苦寒降火,或滋阴润肠之药,损伤脾胃,中焦不运使然,故糖尿病腹泻以脾肾阳虚,寒湿不化者居多,但也有上焦燥热未除,下焦寒湿又生的寒热错杂之证。

【临床表现】

1.临床表现为间歇性水样腹泻,每日少者 3~5 次,甚者可达 10~20 次,腹泻多在晚间发生。

2.有些患者腹泻与便秘交替出现,甚则出现顽固性便秘。

3.多数患者同时伴有周围神经病变,表现为腱反射减弱或消失,触觉、振动觉、位置觉减弱或消失,肌力减弱,感觉发麻等。

4.有些患者可伴有自主神经功能异常表现,如小便失禁、阳痿、直立性低血压等。

【辨证施治】

1.脾胃虚弱型

[主症]面色萎黄神疲乏力,体倦肢软,脘腹胀闷,大便溏薄,或泄泻,完谷不化,舌质淡或胖嫩,或边有齿痕,苔薄白,脉沉细无力。

[治则]健脾和胃,渗湿止泻。

[处方]参苓白术散化裁。

党参 15g,茯苓 15~30g,炒白术 10g,白扁豆 15g,炒黄山药 15g,陈皮炭 10g,建莲肉 15g,芡实米 15g,砂仁 10g,生薏苡仁 30g,升麻炭 10g,炒黑芥穗 10g,桔梗 10g。水煎服,每日 1 剂。

[加减]

(1)脾胃不健,消化不良,脘腹胀满,加半夏曲、沉香曲各 10g,同布包煎;

(2)心下(胃脘)痞满,加炒枳实 10g;

(3)嗳腐吞酸,烧心纳呆,加瓦楞子(打碎先煎),半夏曲 10g(布包煎);

(4)胃气上逆,嗳气频频,加旋覆花 10g,代赭石 10g,同布包煎。

2.脾肾阳虚型

[主症]面色晦暗,神疲乏力,腰膝酸软,畏寒肢冷,大便薄泻,或五更泄泻,完谷不化,下利清谷,小便清长,夜尿频数,舌质淡暗,边有齿痕,苔薄白而滑,脉沉细

无力。

[治则]益气温阳,健脾固肾。

[处方]理中汤合四神丸化裁。

党参 10g,干姜炭 10g,炒白术 10g,补骨脂 10g,肉豆蔻 10g,五味子 10g;芡实米 15g,建莲肉 15g;升麻炭 10g,黑芥穗 10g;血余炭 10g,炒韭菜子 10g。水煎服,每日 1 剂。

[加减]

(1)少腹冷痛,加制附片 10g,肉桂 6g;

(2)少腹胀满,加香附米、台乌药各 10g,或加紫苏梗、藿香梗各 10g;

(3)寒湿较甚,加白芷 10g,薏苡仁 30g;

(4)久泻不止,有滑脱征象者,加赤石脂 10g,禹余粮 10g。

3. 肝强脾弱型

[主症]脘腹胀满,嗳气纳少,腹痛泄泻,泻后痛减,每因情志抑郁或恼怒而发,身倦乏力,舌质淡红或有齿痕,苔薄白,脉弦细。

[治则]抑肝扶脾止泻。

[处方]痛泻要方合逍遥散化裁。

炒白术 10g,炒苍术 10g,炒白芍 10g,当归 10g,陈皮炭 10g,炒防风 10g,醋柴胡 10g,云茯苓 30g,薄荷 10g(后下),干姜炭 10g。水煎服,每日 1 剂。

[加减]

(1)肝郁气滞,加香附米 10g,郁金 10g;

(2)脾虚不运,加白扁豆 15g,炒黄山药 15g;

(3)寒热错杂,加吴茱萸 10g,川黄连 10g;

(4)纳呆食差,加生谷芽 10g,生麦芽 10g;

(5)肝气犯胃,腹痛较甚者,加川楝子 10g,玄胡 10g。

4. 湿热内阻型

[主症]腹痛泄泻,里急后重,泻下不爽,大便黏腻、秽臭,肛门灼热、下坠,小便黄赤,舌质淡红,苔黄腻、欠润,脉滑数。

[治则]清热利湿,健脾理气止泻。

[处方]白头翁汤合葛根芩连汤化裁。

白头翁 15g,黄柏 10g,黄连 10g,秦皮 10g,葛根 15g;香附 10g,乌药 10g;广木香 10g,焦槟榔 10g。水煎服,每日 1 剂。必要时可 2 日服 3 剂。

［加减］

(1)腹胀腹痛,加藿香梗 10g,紫苏梗 10g;

(2)脾虚湿盛,加白芷 10g,薏苡仁 15~30g;

(3)寒热错杂,加左金丸、益元散各 10g,同布包煎。

【针灸治疗】

［处方］

(1)天枢、上巨虚;

(2)合谷、足三里;

(3)建里、足三里。

［操作法］

天枢:仰卧取穴,于脐中旁开 2 寸外是穴。直刺 1~1.5 寸,施以平补平泻手法,令整个腹部有针感为妙;艾条灸 5~10 分钟。

上巨虚:正坐屈膝取穴,于外膝眼(犊鼻)直下二指(6 寸),即足三里直下 3 寸处是穴。直刺 1~1.5 寸;艾条灸 5~10 分钟。

合谷:直刺 0.5~1 寸。

足三里:直刺 1~1.5 寸;艾条灸 10~15 分钟。

建里:仰卧取穴:①在前正中线上,胳上 3 寸取穴;②于(胸)岐骨至脐中连线的下 3/8 与上 5/8 的交点处是穴,或于下脘穴直上 1 寸定取。直刺 0.8~1 寸。

［方解］

天枢—上巨虚:天枢为胃经腧穴、大肠经募穴,有疏调大肠气机,调中和胃,整肠通便,扶土化湿之功;上巨虚为胃经腧穴,大肠经下合穴,有调理肠胃,整肠止泻,理肠通便,通经活络之效。二穴伍用,同走大肠,调整大肠功能,止泻、通便之力益彰。

合谷—足三里:合谷为手阳明大肠经腧穴,又是本经原穴,按《灵枢·九针十二原》"五脏有疾,当取之十二原","十二原者,五脏之所以三百六十五节气味也,五脏有病疾,应出十二原。"的理论,它不仅能调整全身功能,以通经活络、行气开窍、疏风解表、清热退烧、通降肠胃、镇静安神,而且对肠胃功能有显著的调节作用。现代研究证明,针刺本穴能使胃的蠕动减弱,痉挛缓解,对幽门不开放者,针之可使其立即开放;足三里为足阳明胃经腧穴,又是本经合土穴,按"同气相求""合治内腑""手足阳明经相通"的道理,本穴能调理肠胃、理气消胀、化滞除满、降浊通便、理肠止泻。现代实验研究证明,针刺足三里可以调整胃的蠕动,使蠕动弱者加强,蠕动亢进者弛缓,并可使胃液的总酸度和游离酸度趋于正常。二穴伍用,相互促进,相互为用,调整胃肠功能效应增强。合谷为大肠经原穴,五行属火;足三里为胃经合穴,五行属土,二穴伍用,有火土相生之妙用。合谷清经主气,以升散为主;足三里重浊下行,以降浊为要。二穴同用,一升一降,清升浊降,升降协合,调理肠胃,理气止痛,消胀除满,降浊通便,整肠止泻之功益彰。

建里—足三里:建里建中宫,和脾胃,调升降,消食宽中;足三里调脾胃,理气机,化积滞,消胀除满,行气止痛,强壮健身。建里以强健中宫,升阳降逆为主;足三里以补益脾胃,和中降浊为要。二穴相合,一升一降,升降协合,健脾胃、补中气、疗虚损、增饮食、止泄泻之力倍增。

【调养】

糖尿病肠病是糖尿病的晚期并发症之一,多发生于糖尿病控制不佳者。预防和调理方法如下:

1. 控制血糖

特别注意防止"三高现象"反复发作,避免血糖超过 11.2mmol/L 以上,可以减少或降低"三高"连锁反应对各器官细胞的损害。

2. 注意锻炼身体

步行等方式有助于肠道蠕动,使大便保持通畅,并养成定时排便的习惯。

3. 生活、饮食规律

不要过度疲劳。腹泻较重时,一方面坚持服药治疗,另一方面也要加强锻炼,增强体质。

4. 自身按摩法

患者张开手,用手掌按在肚脐周围,先逆时针揉按 60 圈,再顺时针揉按 60 圈,每日 2~3 次,最后用中指点按天枢穴、上巨虚穴,用以加强肠的功能。

第十节　糖尿病周围神经病变

糖尿病并发周围神经病变发病率较高,常与糖尿病肾病、糖尿病视网膜病变并存,称之为三联病症。糖尿病周围神经病变以肢体麻木、疼痛为特征,部分患者发作时极其痛苦。属于中医"消渴病并发症痿症、麻木"等范畴。如金·朱丹溪《丹溪心法·论消肾篇》说:"肾虚受之,腿膝枯细,骨节酸痛。"明·朱棣的《普济方》亦说:"消肾口干,眼涩阴痿,手足烦痛。"明·戴元礼《秘传证治要诀》还说:"三消久之,精血既亏,或目所见,或手足偏废如风疾,非风也。"盖风者,内风是也。正如清·王旭高说:"肝风一症,虽多上颠顶,亦有内冲胸胁,旁走四肢者,上冒者,阳亢居多,旁走者,血虚为甚耳。"

【临床表现】

1. 对称性、多发性周围神经病变症状

(1)具有起病隐袭、对称性、多发性,先远端后近端的特征。

(2)最常见的是感觉神经病变,开始时可无任何症状,仅在体检时发现异常体征。

(3)症状以感觉障碍为主,多从下肢开始,由足趾向上发展,上肢累及较晚。

(4)典型表现呈短袜及手套型分布,自觉肢体麻木,继之出现疼痛,夜间加剧,其性质可分为烧灼痛、刺痛、闪击痛等,然后可出现触觉、振动觉和位置觉功能障碍。

(5)对称性运动神经病变也较常见,可呈急性或慢性起病,以下肢远端左右对称性无力为常见,引起病变部位的疼痛,有的呈进行性肌无力。

(6)可同时伴有肌张力减退,腱反射迟钝或消失。

(7)晚期肌肉萎缩,皮肤温度降低、光滑、变薄和干燥易裂等。

2. 单神经病变和多发性单神经病变

(1)常因受压而急性起病。

(2)主要症状是疼痛,任何周围神经均可受累。

(3)患病率高低顺序一般是:股神经、坐骨神经、正中神经、尺神经、桡神经、腓神经及胫神经。

（4）典型表现是突然出现的"垂足"或"垂腕"。

（5）一般远端损害恢复较满意,近端损害恢复较差。

（6）病程长、病情重的中老年患者,可出现"糖尿病性肌萎缩",表现为大腿肌肉进行性、痛性、非对称性无力,站立行走困难。

【辨证施治】

糖尿病周围神经病变的治疗,同样应将维持良好的血糖水平放在首位,然后按照辨病与辨证相结合的原则进行施治,分述如下。

1. 阴虚燥热,津亏风动型

[主症]心烦口渴,虚烦少寐,肢体萎软,肌肉消瘦,指趾麻木,大便干结,小便短赤,舌红苔少或薄黄,脉细数。

[治则]滋阴清热,熄风通络。

[处方]六味地黄汤合四藤一仙汤化裁。

大生地 30g,山芋肉 10g,山药 10g,牡丹皮 10g,泽泻 10g,云茯苓 10g,海风藤 10g,络石藤 15g,钩藤 10g,鸡血藤 30g,威灵仙 15g。水煎服,每日 1 剂。

[加减]

（1）上身燥热,下肢发凉,加黄连 6g,桂枝 10g;

（2）阴虚火旺甚者,加知母 10g,黄柏 10g;

（3）心烦尿赤甚者,加淡竹叶 10g,莲子心 10g;

（4）口干口渴甚者,加天花粉 10g,浮萍 10g;

（5）大便干结,加生白芍 30g,当归身 15g(油当归 15~30g 亦可);

（6）虚烦少眠,加生栀子 10g,生枣仁 15~30g。

2. 气阴两虚,内风入络型

[主症]神疲乏力,不耐劳累,抵抗力弱,易患感冒,自汗,腰膝酸软,肢体麻木,舌质淡暗,苔薄白,脉细弱。

[治则]益气养阴,熄风通络。

[处方]降糖对药合四藤一仙汤化裁。

生黄芪 30g,生地黄 30g;炒苍术 15g,玄参 30g;紫丹参 30g,葛根 15g;海风藤、络石藤各 10~15g;威灵仙 15g,鸡血藤 30g。水煎服,每日 1 剂。

[加减]

(1)表气不固,营卫不和,自汗较甚,加杭白芍 15g,桂枝 10g;

(2)素体虚弱,易于外感,加炒白术 10g,炒防风 10g,或加生牡蛎 30g,山芋肉 10g;

(3)烘热阵作,加黄芩 10g,黄连 5g;

(4)头昏、头痛,加何首乌 10g,白蒺藜 10g;

(5)肝肾两虚,加女贞子 15g,旱莲草 15g;

(6)腰痛,加川续断 15g,桑寄生 25g。

3. 气血双亏,络脉失养型

[主症]头昏心悸,面色无华,自汗畏风,气短乏力,倦怠思卧,肢体麻木,有蚁走感,舌淡、苔白,脉细弱无力。

[治则]益气养血,疏通络道。

[处方]八珍汤与四藤一仙汤合方加减。

党参 10g,茯苓 10g,炒白术 10g,当归 10g,生地黄 15~30g,赤芍 10g,白芍 10g,海风藤 10g,络石藤 10g,钩藤 15g,鸡血藤 30g,威灵仙 15g。水煎服,每日 1 剂。

[加减]

(1)心悸、心动过速,加仙鹤草 25g,地锦草 10g,或加龙眼肉 10g,炒远志 10g;

(2)肢体冷痛,加制附片 6~10g,肉桂 3~6g;

(3)肢体拘急抽掣,加木瓜 15g,白芍 15~30g;

(4)头昏眩晕,加白薇 10g,桑椹子 10g;

(5)下肢无力,加金毛狗脊 30g,千年健 15g;

(6)下肢水肿,加萆薢 15g,石韦 15g。

4. 寒凝血瘀,络道不畅型

[主症]肢体冷痛,触之冰冷,入阴尤甚,得暖则舒,跗阳脉微,舌淡暗,苔白,舌下脉络瘀甚,脉沉细而滞。

[治则]益气活血,散寒通脉。

[处方]当归四逆汤合四藤一仙汤化裁。

全当归 10g,赤芍 10g,白芍 10g,桂枝 10g,细辛 6g,通草 3g,钩藤 15g,海风藤

15g,络石藤 15g,鸡血藤 30g,威灵仙 15g。水煎服,每日 1 剂。

[加减]

(1)气阴两虚者,加生黄芪 30g,大生地 30g;

(2)寒凝作痛者,加制附片 6~10g,淡干姜 10g;

(3)瘀血作痛者,加制乳香 6~10g,制没药 6~10g。

5. 痰湿中阻,走窜经络

[主症]体质肥胖,肢体麻木、沉重,灼热疼痛,影响睡眠,下肢痿软无力,口黏不爽,舌淡暗、苔白腻,脉弦滑。

[治则]健脾化痰,活血通络。

[处方]二陈汤合四藤一仙汤化裁。

陈皮 10g,姜半夏 10g,云茯苓 15~30g,炒白术 10g,党参 10g,胆南星 10g,鸡血藤 30g,络石藤 15g,海风藤 15g,钩藤 15g,威灵仙 15g。水煎服,每日 1 剂。

[加减]

(1)灼热疼痛,加炒苍术 10g,黄柏 10g,或加丹参 30g,赤芍 10g,牡丹皮 10g;

(2)口中黏腻不爽,加藿香 10g,佩兰 10g;

(3)舌苔厚腻,加杏仁 10g,白豆蔻仁 10g,生薏苡仁 30g;

(4)肢体麻木,加豨莶草 30g,鸡血藤 30g。

【调养】

1. 糖尿病周围神经病变比较顽固,治疗较难,治疗期间必须严格控制饮食,忌食辛辣刺激食品,多饮水,促使毒素排泄,并戒烟酒。

2. 有感觉障碍者,极易受到伤害而不被及时察觉,易于发生冻伤、烫伤、划伤。一旦受伤,更易溃烂,引起不良后果。因此,应加强足部保暖,勤修趾甲,穿着较宽大的软底鞋(以布鞋最佳)。

第十一节　糖尿病阳痿

阳痿是指阴茎勃起功能障碍,即患者有性欲的要求,但阴茎仍不能勃起或勃起不满意,或不能持续勃起而影响正常的性生活。

阳痿患者有无夜间或凌晨自发性阴茎勃起,是器质性阳痿与功能性阳痿的鉴别要点。Martin 指出,起病隐袭,性欲存在,但在任何性的冲动或挑逗下,阴茎不能勃起,提示器质性阳痿;如突然发病,常有手淫史,软而无力的不完全勃起,则为功能性阳痿。

糖尿病是器质性阳痿的最常见原因之一,糖尿病患者的阳痿约有 80% 为器质性,20% 是功能性的。

糖尿病阳痿也是消渴病并发症之一。《素问·灵兰秘典论》云:"肾者作强之官,技巧出焉。"《杂病源流犀烛·三消源流》说:"有肾消大渴便数,腰膝痛者……化源既病,则阳道外衰,故不能隐曲而枯涩,女子不月。"

【临床表现】

1. 大多数起病缓慢,因性欲减退,阴茎不能勃起,勃起不坚而就诊;

2. 多数患者精神负担极重,配偶对因性生活不和谐引起的责难,往往使患者的症状更为加重。

【辨证施治】

1. 湿热壅盛型

[主症]恙由湿热不攘,宗筋弛长之故。症见形体素丰,阳事委顿,小溲黄浑,口有秽气,舌胖嫩,苔浊腻而黄,脉濡滑。

[治则]清化湿热,升清降浊。

[处方]清热渗湿汤合猪肚丸化裁。

知母 10g,黄柏 10g,炒苍术 10g,黄连 6g,赤茯苓 15g,竹叶 10g,天花粉 30g,麦冬 15g,土茯苓 30g,川草薢 15g。水煎服,每日 1 剂。

[加减]

(1)口中黏腻,加藿香 10g,佩兰 10g;

(2)小便不畅,加车前草、旱莲草各 10~15g;

(3)清气不升,浊阴不降,加晚蚕沙 10g,炒皂角子 10g。

2. 气阴两伤型

[主症]燥伤气阴,脾病及肾。症见形神困顿,动则气促,自汗寝汗,口干便难,面色㿠白,舌胖大,苔薄中裂,唇红,脉濡细。

［治则］固护气阴,调补肝脾。

［处方］慎柔养真汤化裁。

生黄芪 30g,生地黄 30g,怀山药 15g,党参 10g,炒白术 10g,建莲肉 10g,芡实米 10g,杭白芍 15g,麦冬 15g,天花粉 30g。水煎服,每日 1 剂。

［加减］

(1)动则气促,加葶苈子 10g,补骨脂 10g;

(2)头昏头痛,加何首乌 10g,白蒺藜 10g;

(3)口干口渴,加天花粉 30g,浮萍 10g;

(4)自汗、寝汗,加大熟地 10g,山茱萸 10g,或加生牡蛎 30g,打碎先煎。

3. 肝肾不足型

［主症］燥伤精血,肝肾并损。症见口干少津,腰膝酸软,眩晕耳鸣,双目干涩,阳事少兴,举而不坚,或见早泄,舌红少苔,脉细数。

［治则］补益肝肾,滋阴养血。

［处方］知柏地黄丸化裁。

知母 10g,黄柏 10g,生、熟地黄各 10g,山茱萸 15g,怀山药 15g,云茯苓 15g,牡丹皮 10g,泽泻 10g,太子参 15g,女贞子、旱莲草各 10～15g。水煎服,每日 1 剂。

［加减］

(1)气虚,加生黄芪 30g,炒白术 10g;

(2)有瘀血征兆者,加紫丹参 30g,葛根 15g,或加桃仁、红花各 10g;

(3)眩晕,加钩藤 10g,天麻 10g;

(4)两目干涩,加桑叶 10g,黑芝麻 10～30g,或加枸杞子 10g,菊花 10g。

4. 心脾两虚型

［主症］阳事不举,举而不坚,心悸气短,神疲乏力,饮食乏味,脘腹胀满,动则汗出,舌质淡嫩,边有齿痕,苔白欠润,脉沉细无力。

［治则］补益心脾,养血安神。

［处方］归脾汤化裁。

党参 10g,炒白术 10g,云茯苓 15g,生黄芪 30g,炒远志 10g,节菖蒲 10g,酸枣仁 15～30g,广木香 10g,龙眼肉 10g,夜交藤 15g。水煎服,每日 1 剂。

［加减］

(1)心烦失眠,加炒山栀子10g,珍珠母30g;

(2)心悸气短,加仙鹤草25g,地锦草10g;

(3)命门火衰,加仙茅10g,淫羊藿10g;

(4)动则汗出,加生牡蛎30g,山茱萸15g,或加乌梅10g,五味子10g。

5. 坎离未济型

[主症]肺肾阴伤,心相火炎,症见阳事少兴,虚烦不寐,遗泄频作,手足心热,口干咽燥,脐气艰行,舌尖红起刺,苔薄剥裂,脉寸口跃上鱼际,两尺不应。

[治则]交媾水火,坎离既济。

[处方]坎离既济丹。

人参6g,天冬、麦冬各10g,五味子5g(杵),生、熟地黄各12g,山茱萸、枸杞子各15g,当归身、白芍药各9g,炒远志6g,炒枣仁、茯苓、茯神各12g,肉苁蓉10g,牡丹皮6g,泽泻12g。水煎服,每日1剂。

6. 奇经暗损型

[主症]燥伤精血,八脉交伤,症见阳事委顿,精薄精冷,阴股间冷,腰酸足弱,脑转耳鸣,小溲勤解,且有余沥。舌胖大,苔薄润,脉沉细。

[治则]温阳滋润,固益奇恒。

[处方]五子衍宗汤化裁。

枸杞子10g,菟丝子10g,五味子10g,覆盆子10g,车前子10g,韭菜子10g,沙苑子10g,蛇床子10g,女贞子10g,楮实子10g。水煎服,每日1剂。

[加减]

(1)腰膝酸软无力,加川续断15g,金毛狗脊10g;

(2)精血亏乏,八脉损伤,加龟板胶10g,鹿角胶10g;

(3)精薄精寒,前阴间冷,加巴戟天10g,肉苁蓉15g;

(4)夜尿多者,加益智仁10g,桑螵蛸10g,乌药10g,白果10g。

【针灸治疗】

[处方]

(1)心俞、肾俞;

(2)气海、三阴交;

（3）心俞、白环俞。

［操作法］

心俞：直刺 0.3~0.5 寸，斜向脊柱方向刺 1~1.2 寸，针刺用先泻后补手法。

肾俞：直刺 1~1.5 寸，针刺用补法。

气海：直刺 1~1.2 寸，针刺用补法；艾炷灸 5~10 壮，艾条灸 5~10 分钟。

三阴交：从内向外直刺 1~1.2 寸，针刺用平补平泻手法；艾条灸 5~10 分钟，温针灸 5~10 壮。

白环俞：俯卧取穴。骶正中嵴旁 1.5 寸，平第 4 骶后孔是穴。直刺 1~1.5 寸，针刺用补法。

［方解］

心俞—肾俞：心俞为足太阳膀胱经腧穴，是心气转输、输注于背部的处所，有疏通心络，调理气血，养心安神，清心定志之功；肾俞为足太阳膀胱经腧穴，是肾气输注于背部的特定部位，有滋补肾阴，强健脑髓，益水壮火，明目聪耳，促气化、利水湿、强腰脊，改善肾功能之效。盖心属阳，位于上，主火、藏神；肾属阴，位于下，主水、藏精。心俞以清心火为主；肾俞以滋肾阴为要。二穴伍用，一清一滋，一补一泻，一升一降，相互制约，相互为用，滋阴降火，交通心肾，平衡阴阳之功益彰。

气海—三阴交：气海为任脉腧穴，为生气之海，有调补下焦之气机，补肾虚，益肾元，和营血，理冲任，振元阳，祛寒湿，涩精止带之功；三阴交为足太阴脾经腧穴，又是足太阴、足少阴、足厥阴三经之交会穴，有补脾胃、助运化、利水湿、味下焦、理肝肾、通气滞、调血室、理精宫、通经络、祛风湿之效。气海以振奋下焦气机为主；三阴交以调理肝、脾、肾三经气机为要。气海为病所取穴；三阴交为循经远道配穴。二穴伍用，相互促进，固下元、促气化、敛阴精、止漏浊之功益彰。

心俞—白环俞：心俞为足太阳膀胱经腧穴，为心气转输、输注的处所，有疏通心络，调理气血，养心安神，心定志之功；白环俞居于腰骶部，内应泌尿生殖系统，有疏调经气、通络止痛、固精止带之效。心俞以清上为主；白环俞以安下为要。二穴伍用、清上安下、交通心肾、安神定志、固经止带、缓急止痛之功益彰。

参考文献

［1］ 倪青.糖尿病中医诊疗手册［M］.北京:科学技术文献出版社,2018.

［2］ 柴瑞震.糖尿病中医食养方［M］.南昌:江西科学技术出版社,2014.

［3］ 李秀才.糖尿病的中医治疗［M］.北京:科学技术文献出版社,2007.

［4］ 冉颖卓.糖尿病中医特色疗法［M］.北京:人民军医出版社,2012.

［5］ 丁学屏.糖尿病的中医治疗［M］.上海:上海中医药大学出版社,1998.

［6］ 徐志坚.糖尿病中医食疗［M］.广州:广东旅游出版社,2004.